DES

CARIES DENTAIRES COMPLIQUÉES

CONSIDÉRÉES PRINCIPALEMENT

AU POINT DE VUE DE LEUR TRAITEMENT

PAR

Le Docteur Ludger CRUET,

Ancien interne des hôpitaux.
Médaille de bronze de l'Assistance publique.

—◦◦◦—

PARIS
LIBRAIRIE J.-B. BAILLIÈRE ET FILS
19, rue Hautefeuille, 19
—
1879

DES

CARIES DENTAIRES COMPLIQUÉES

CONSIDÉRÉES PRINCIPALEMENT

AU POINT DE VUE DE LEUR TRAITEMENT

DES

CARIES DENTAIRES COMPLIQUÉES

CONSIDÉRÉES PRINCIPALEMENT

AU POINT DE VUE DE LEUR TRAITEMENT

PAR

Le Docteur Ludger CRUET,

Ancien interne des hôpitaux.
Médaille de bronze de l'Assistance publique.

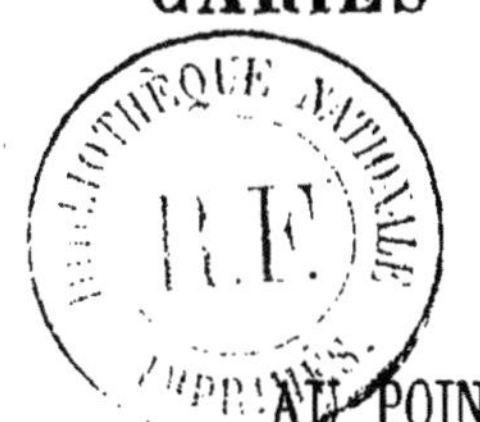

PARIS

LIBRAIRIE J.-B. BAILLIÈRE ET FILS

19, rue Hautefeuille, 19

1879

DES CARIES DENTAIRES COMPLIQUEES

CONSIDERÉES PRINCIPALEMENT

AU POINT DE VUE DE LEUR TRAITEMENT

INTRODUCTION

Nous n'éprouvons nullement le besoin de nous disculper d'avoir emprunté notre sujet de thèse à la pathologie dentaire ; les dents sont des organes dont l'importance n'échappe à personne et dont les affections malheureusement trop peu connues appellent naturellement l'attention et les recherches ; aussi tous les travaux, dont quelques-uns remarquables, qui ont eu pour but d'éclairer ce coin de la pathologie chirurgicale, ont toujours reçu un bienveillant accueil de cette Faculté. On pensera peut-être que l'internat dans les hôpitaux ne constitue pas une préparation suffisante pour aborder les questions de pathologie ou de thérapeutique dentaires, et qu'en tous cas, ce n'est pas à l'hôpital qu'on peut trouver les éléments d'observation qui sont nécessaires pour un pareil travail; cela est vrai. Mais depuis longtemps déjà ce côté un peu délaissé de la chirurgie sollicitait vivement notre curiosité; des encouragements bienveillants nous ont décidé. Une fois entré dans cette] voie, rien ne nous a découragé pour arriver au but que nous poursuivions : connaître les affections des dents non-seulement au point de vue théorique, mais encore au point de vue pratique, c'est-à-dire au point de vue du traitement. Il y a plusieurs années que nous consacrons une partie de notre temps à cette étude attachante. Si nous n'avons pas complétement réussi dans notre entreprise, nous y avons du moins employé tous nos efforts.

La difficulté a été grande, toutefois, et nous n'oserions encourager personne à nous suivre dans cette voie semée d'obstacle. Il serait superflu de constater aujourd'hui, après beaucoup d'autres, que l'enseignement de la chirurgie dentaire n'existe pas dans nos Facultés; il est plus juste de reconnaitre, dans l'état actuel, les difficultés d'un pareil enseignement qui devrait être à la fois théorique et pratique, et il est plus consolant d'exprimer une espérance pour l'avenir. Quoi qu'il en soit, c'est en dehors des hôpitaux et de l'école qu'il nous a fallu chercher. Les maîtres éminents auxquels nous avons été demander des conseils et des leçons ne nous les ont pas refusés, et c'est sous leurs yeux, pour ainsi dire, que nous avons pu mettre en pratique les utiles enseignements qu'ils nous avaient donnés. Nous avons fait plus; nous n'ignorions pas qu'en Amérique, en Angleterre, l'étude des questions dentaires tenait une grande et légitime place à côté des études chirurgicales proprement dites. Nous ne nous sommes pas obstiné à vouloir ignorer les résultats d'un enseignement qui se fait avec éclat. Un séjour de près de deux mois, en Angleterre, nous a permis de voir chaque jour mettre en pratique, par de nombreux élèves, dans les hôpitaux dentaires, les leçons données par des hommes illustres, comme les Tomes, par des praticiens distingués comme les Cartwrigh, les Coleman, les Oackley Coles, etc. Sans aller en Amérique, nous n'avons pas dédaigné de chercher à connaître et à voir de près les méthodes de ce qu'on appelle l'école américaine. Nous n'avons point à regretter les étapes diverses que nous avons parcourues, non dans le but de porter un jugement sur telle ou telle école, ou de faire des comparaisons, mais dans l'unique dessein de nous instruire et de nous perfectionner dans un art difficile. Aussi notre désir le plus vif est qu'aucun de nos maîtres, aucune école ne se reconnaissent dans ce modeste travail, ou plutôt qu'ils s'y reconnaissent tous, car tous y ont concouru, bien plus que l'auteur lui-même.

Pour en venir à l'objet de notre thèse, qui est de poser et de chercher à élucider certains problèmes que soulèvent les divers modes de traitement appliqués aux *caries compliquées*, nous avons essayé, autant que possible, dans cet examen, de nous appuyer, non-seulement sur des données empiriques, mais sur des notions anatomiques et physiologiques précises; nous n'avons pas oublié que les dents, bien qu'organes destinés à une fonction particulière, n'en obéissent pas moins comme les autres organes aux lois communes de l'organisme. Nous avons eu maintes fois l'occasion de faire appel aux connaissances générales que nous avions acquises en médecine et en chirurgie, pour les appliquer aux affections des dents, et nous avons cette conviction que celles-ci sont indispensables à qui veut s'occuper de chirurgie dentaire

Ce travail est loin d'être aussi complet que nous l'aurions voulu et qu'il serait désirable; chacun des chapitres qu'il renferme pourrait prèter à de plus longs développements; et le cadre. sans être élargi pourrait être mieux rempli; mais c'est un essai que nous compléterons peut-être un jour en utilisant les fruits d'une plus longue expérience.

DÉFINITION DU SUJET. — DIVISION.

On est désormais fixé sur la nature véritable de la carie dentaire et on sait ce qu'on doit entendre par ces mots. Grâce aux expériences remarquables et démonstratives de Wescott, de Mantegazza, reprises par M. le Dr Magitot, (1) l'altération particulière et d'ordre purement chimique subie par les tissus de la dent, et à laquelle on a assez improprement donné le nom de carie, est aujourd'hui bien connue. Il ne saurait plus guère être question des théories vitale, inflammatoire, parasitaire, pour expliquer la carie, pas plus qu'on ne saurait soutenir la réalité des caries internes, si énergiquement défendues par Oudet, (2) ou même des caries du cément, ce tissu si voisin par sa structure du tissu osseux.

(1) Magitot. *Traité de la carie dentaire*, Paris 1872.
(2) Oudet. *De l'altération des dents désignée sous le nom de carie*, in Recherches anotomiques. phys. sur les dents, Paris 1862.

En réalité, il n'y a que deux tissus offrant un terrain propre au développement de la carie : l'émail et l'ivoire; et comme le fait observer M. Magitot, la carie peut progresser, se creuser une cavité jusqu'au milieu de la racine, la perforer jusqu'à l'alvéole; arrivée aux tissus mous ou au tissu osseux elle s'arrête; ces tissus peuvent s'enflammer, se détruire; mais il ne s'agit plus pour eux de carie; celle-ci n'a été que la cause indirecte de ces désordres.

A ce point de vue donc, on peut dire qu'il n'y a que deux espèces de carie, ou même deux variétés, car il s'agit d'un même processus : carie de l'émail et carie de l'ivoire. Mais envisagée ainsi la carie n'offre, si je puis m'exprimer ainsi, qu'un intérêt purement spéculatif, et si cette division suffit lorsqu'on s'occupe seulement de la nature de la carie, elle est loin de répondre aux nécessités de la clinique. La dent, en effet, n'est pas un organe qui ne représente qu'un morceau d'émail ou d'ivoire, un tissu plein et homogène dans lequel la carie pourra marcher indéfiniment sans autre inconvénient que de faire un trou plus grand. Les dents sont creusées vers leur centre d'une cavité plus ou mois vaste, renfermant un organe vivant : la *pulpe dentaire* en connexion elle-même avec une membrane vasculaire, le périoste alvéolo-dentaire. La pulpe est protégée, à l'état normal, par une épaisse muraille, pas assez cependant pour que la carie ne parvienne à la détruire, et n'arrive à mettre à nu l'organe qu'elle protégeait.

Arrivée à la pulpe, la carie n'a pas changé de nature; mais les conditions de vitalité, d'existence même de la dent sont bien autrement compromises, que lorsque, par exemple, il n'y avait qu'une simple carie de l'émail; la thérapeutique, pour remédier à la lésion, aura à faire appel à bien d'autres ressources. S'il nous était permis de faire une comparaison un peu éloignée, nous dirions, qu'il y a presque la même différence, toutes proportions gardées, entre une carie qui n'a détruit qu'une petite épaisseur de l'ivoire et celle qui a mis à nu la pulpe, qu'entre une fracture simple et une fracture compliquée de plaie pénétrante. *La pénétration*, dans l'un comme dans l'autre cas, peut devenir l'origine d'une série d'accidents, hâtons-nous de le dire, inégalement redoutables mais souvent inévitables. Je ne sais si c'est le fait de cette comparaison, mais il nous semble tout naturel de donner le nom de caries compliquées aux caries qu'on a appelées caries pénétrantes, caries du 3e degré, ou plutôt de faire commencer à la pénétration tout un groupe de caries s'accompagnant d'accidents dont elle a toujours été primitivement la cause.

On n'a pas l'habitude, nous le savons, de mettre la pénétration au nombre de complication de la carie, mais pour nous elle constitue la première et la plus importante des complications, celle qui ouvre la porte à toutes les autres. Lorsque la pulpe est dénudée, en effet, la carie en elle-même n'est plus que secondaire ; le traitement de la carie proprement dite, c'est-à-dire celui qui consiste à arrêter ses progrès, n'a plus qu'une médiocre importance ; ce qu'il s'agit de sauver c'est l'organe pulpaire, c'est la dent elle-même dont l'existence est compromise. C'est pourquoi, au point de vue clinique, nous n'hésitons pas à faire de la carie pénétrante simple la première variété du groupe que nous comprenons sous le nom de *caries compliquées*.

Mais il ne nous suffit pas d'avoir établi le point de départ de ce que nous appelons les *caries compliquées*, il faut encore en fixer la limite, en préciser la signification.

Une carie du second degré peut s'accompagner d'irritation de la pulpe, de douleurs, d'accidents en un mot, qui peuvent retarder ou compromettre le traitement ; nous ne l'appellerons pas cependant carie compliquée ; elle ne méritera ce nom que si elle en vient à nous mettre en face de la pulpe soit saine soit malade ; tout change alors, les indications, le manuel opératoire et le traitement. Refusera-t-on le nom de carie compliquée à une carie de second degré, s'accompagnant de pulpite et de phénomènes d'étranglement ? non certes, car alors, la première chose à faire c'est de rendre la carie pénétrante ; car alors les indications thérapeutiques ne seront autres que s'il s'était agi primitivement d'une carie pénétrante.

Où arrêterons-nous les caries compliquées ? les complications de la carie sont, pour ainsi dire, innombrables : localement, l'inflammation de la pulpe et du périoste ; dans le voisinage, les abcès, les fistules, la nécrose des maxiliaires, les affections du sinus, etc. ; dans un autre ordre, les névralgies, les accidents nerveux réflexes, etc. La liste en est longue. Nous ne pouvons évidemment étendre le terme de *carie compliquée* à tous ces cas, car ce serait embrasser toute la pathologie dentaire et même la dépasser. Pour nous, faisant commencer les caries compliquées à la pénétration, nous leur assignerons pour limites naturelles, celles même du traitement, celles dans lesquelles la guérison des complications pourra s'obtenir en même temps que la conservation de l'organe, et nous espérons démontrer que ces limites sont assez étendues. Qu'entendons-nous par là ! Cela vent dire que nons ne donnerons pas, par exemple, le nom de carie compliquée à une nécrose de la machoire, dont la porte d'entrée a été cependant une carie pénétrante ; c'est qu'alors la lésion de la mâchoire devient tellement prépondérante, que non-seulement la carie, mais la dent elle–même n'occupera plus de place dans les préoccupations thérapeutiques ; le traitement n'aura plus pour but ni pour fin la conservation de l'organe. Nous en dirons autant d'un kyste volumineux qui a évolué autour de la racine d'une dent atteinte de carie pénétrante. Le lien qui rattache de pareils accidents à la carie est trop éloigné pour qu'ils puissent être compris dans le terme de caries compliquées. Les limites que nous assignons à celles-ci sembleront peut être un peu arbitraires, mais elles sont essentiellement cliniques, et tout praticien sera avec nous lorsque nous appellerons carie compliquée la carie pénétrante accompagnée d'inflammation de la pulpe, accident intimement lié à la carie, dont le guérison est possible avec conversation de l'organe, et lorsque nous refuserons ce nom à une carie pénétrante ayant amené, comme nous l'avons vu une fois, une nécrose de presque toute la mâchoire inférieure.

En résumé, nous comprenons sous le nom de caries compliquées toutes les caries pénétrantes, pouvant d'ailleurs s'accompagner de complications diverses, mais dont la guérison sera possible avec conservation de la dent. En deçà comme au delà, il n'y a plus que des complications de la carie, tantôt si peu importantes, tantôt, au contraire, tellement prédominantes, qu'on ne peut plus dire qu'on a affaire à une carie compliquée.

On trouvera peut–être que nous avons insisté un peu longuement sur cette définition de notre sujet ; c'est que la plus grande difficulté que nous ayons eue à vaincre était d'en tracer les limites, et il est facile de voir le double écueil que nous avions à éviter pour conserver à notre travail une certaine unité, comme un lien qui en réunit toutes les parties. Si nous avions employé simplement le mot carie pénétrante, nous aurions dû trop nous borner en donnant à ce terme sa signification classique ; si nous avions traité des complications de la carie pénétrante, le sujet eut été trop vaste et pour ainsi dire indéfini ; il n'eût plus conservé d'ailleurs la même signification ; car le traitement de la complication ne renferme pas, nécessairement, le traitement de la carie, et nous avons voulu indissolublement lier ces deux termes. Guérison de la complication. guérison de la carie, tel est le double but que nous avons voulu atteindre ; l'expression de caries compliquées nous fournit exactement les limites dans lesquelles nous voulons à la fois étendre et maintenir ce travail.

Une fois fixés sur la signification générale qu'il convient de donner aux caries compliquées, il n'est pas difficile d'établir les divisions qu'elles comportent, tant au point de vue des complications elles-mêmes qu'au point de vue du traitement. Ces divisions nous sont pour ainsi dire imposées aussi bien par l'ordre anatomique que par l'ordre clinique. Lorsqu'une carie est pénétrante, nous rencontrons d'abord la pulpe, tantôt saine ou presque saine, tantôt malade, tantôt détruite ; après la pulpe et en continuité avec elle, au sommet de la racine, nous trouvons le périoste alvéolo-dentaire, dont les altérations toujours consécutives à celles de la pulpe, dans le cas de carie pénétrante, nous conduisent jusqu'à l'extrême limite que nous avons assignée aux caries compliquées. Nous étudierons donc les différentes variétés de ces caries dans l'ordre des complications qui tiennent à la pulpe dénudée (denuded pulp, des Anglais), et de celles qui tiennent au périoste al-

véolo-dentaire. Nous avons réuni dans le tableau suivant, ces variétés divisées en deux grandes classes,
telles qu'elles se présentent généralement aux yeux du
praticien.

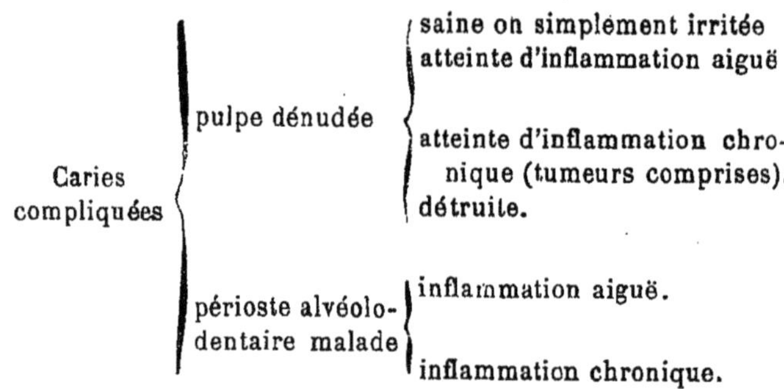

Dans cette deuxieme classe de caries compliquées la
seconde variété, c'est-à-dire la carie compliquée de périostite alvéolo-dentaire chronique, tiendra une grande
place par ses développements, car elle est, on peut
dire, l'aboutissant de toutes les autres complications,
la dernière qui sans résister aux efforts de la thérapeutique conservatrice en exige toutes les ressources. Aller plus loin, d'ailleurs, serait rencontrer l'ostéite, la
nécrose, les kystes, etc., accidents si graves que la
dent est toujours sacrifiée ; ils n'appartiennent donc pas
à notre sujet.

Comme, dans le cours de ce travail, nous aurons
presque à chaque instant à parler de la pulpe, du périoste alvéolo-dentaire, des canaux dentaires, etc., il
est utile d'avoir sur ces différents points quelques notions d'anatomie et de physiologie, qui serviront d'ailleurs parfois de solide point d'appui à nos considéra-

tions thérapeutiques. C'est par ce court exposé que nous allons commencer.

NOTIONS ANATOMIQUES ET PHYSIOLOGIQUES

Notre intention n'est pas de faire une étude complète de l'anatomie et de la physiologie des dents ; ce serait dépasser la mesure des notions indispensables pour bien comprendre certaines parties du sujet ; mais comme il nous arrivera plus d'une fois de justifier, par des faits d'anatomie et de physiologie, la nature même du traitement que nous devrons appliquer aux caries, il nous faut, aussi brièvement que possible, résumer les connaissances qui nous sont nécessaires.

Nous n'avons en vue, il ne faut pas l'oublier, que le traitement des caries compliquées, de ces caries dans lesquelles les altérations de la pulpe et du périoste alvéolo-dentaire jouent le principal rôle. C'est donc principalement la disposition et les particularités que présentent ces parties qu'il nous est utile de connaître.

Les dents sont formées, on le sait, de trois parties : la couronne, les racines, le collet. Le collet est une ligne conventionnelle qui répond à la fois, à la limite de la couche d'émail recouvrant la couronne ; sur le vivant, au bord des gencives, et enfin à l'union de la couronne avec les racines. La couronne de toutes les dents est creusée, au centre de sa masse, d'une cavité qui reproduit plus ou moins exactement sa forme extérieure, et à laquelle on a donné le nom de *chambre pulpaire*, de *cavité pulpaire*. Chaque racine des dents est également creusée d'un canal, *canal dentaire, canal de la racine* qui communique avec la chambre pulpaire, généralement au niveau du collet de la dent. La chambre pulpaire représente comme une sorte de dilatation terminale du canal dentaire, qui du côté opposé, vers l'extrémité de la racine, aboutit à un orifice étroit, le *faramen*. Cet orifice est généralement situé à l'extrème limite de la racine, parfois, à une petite distance du sommet.

La chambre pulpaire n'est pas toujours exactement comprise dans les limites de la couronne de la dent, et le collet ne marque pas toujours le point de son union avec le canal dentaire. Si cela est vrai pour les incisives et les canines, il n'en est pas de même pour les autres dents. Pour les petites molaires, par exemple, la couronne ne contient souvent que les deux tiers ou la moitié de la chambre pulpaire ; pour les grosses molaires, ainsi que le fait observer avec raison le docteur Maurel, qui donne les dimensions exactes de chaque dent, il n'est pas rare que la cavité qui contient la pulpe soit tout entière située au dessous du collet. On peut donc dire, dès maintenant, que ces considérations ont une grande importance lorsqu'il s'agit d'une carie qui a atteint, par exemple, la pulpe d'une grosse molaire au fond de la bouche, et l'on peut prévoir les difficultés des manœuvres opératoires.

Les dimensions des cavités pulpaires *diminuent considérablement*, par suite des progrès de l'âge.

Les *incisives* et les *canines*, dents à une seule racine, ne possèdent naturellement qu'un canal dentaire généralement situé assez exactement au centre de la racine, d'une *forme régulière*, représentant un cône

(1) De la pulpite aiguë et chronique. Thèse de Paris, 1873.

qui s'effile régulièrement du collet de la dent vers le
sommet de la racine. Le canal dentaire de ces dents
est, par lui-même, grâce à ses dimensions et à sa régu-
larité, très-facile à explorer à l'aide d'instruments appropriés.

Les *petites molaires* ou *prémolaires* sont également
pourvues d'une racine unique, mais volumineuse, dans
laquelle il est généralement facile de reconnaître la
trace de deux racines réunies l'une à l'autre. Souvent
même les deux racines sont distinctes, mais n'opèrent
leur division qu'à une certaine distance du collet. Pour
les petites molaires supérieures, chacune de leurs
racines, réunies ou divisées, possèdent le plus souvent
un canal dentaire, et, comme la racine interne est toujours plus volumineuse que l'externe, elle possède un
canal dentaire d'un calibre un peu plus considérable.
Cette disposition, presque constante pour les petites
molaires de la mâchoire supérieure, surtout pour la
seconde; est très-exceptionnelle pour les petites molaires de la mâchoire inférieure, dont la racine ne contient généralement qu'un canal dentaire, mais dont le
calibre est un peu plus développé. Disons enfin, qu'ex-
ceptionnellement à la mâchoire supérieure, les deux
prémolaires peuvent présenter trois racines et, par
suite, trois canaux dentaires.

Les grosses molaires supérieures s'enfoncent dans le
maxillaire par trois racines qui forment comme un tré-
pied à la couronne. De ces trois racines, l'interne ou
racine palatine est beaucoup plus volumineuse que les
deux autres et *très divergente*. Elle renferme un canal
dentaire large, facile à explorer, sauf de rares excep-
tions, qui tiennent le plus souvent aux courbures irrégulières de ce canal. Les deux racines externes ou

buccales sont moins volumineuses et sont situées presque dans l'axe de la couronne; malgré cette disposition leur canal dentaire étroit, irrégulier, est souvent impossible à explorer complètement, surtout dans la racine buccale postérieure. Signalons les cas exceptionnels dans lesquels les molaires supérieures portent quatre racines distinctes avec quatre canaux dentaires et ceux dans lesquels une de leurs racines s'enfonce dans la cavité même du sinus, à sa base, recouverte au sommet de la racine par la muqueuse même qui tapisse cette cavité (1).

Les grosses molaires inférieures sont pourvues de deux racines, l'une antérieure, l'autre postérieure; larges, volumineuses, aplaties dans le sens antéro-postérieur. Il est facile de constater que chacune de ces grosses racines est formée de deux racines plus petites, l'une externe, l'autre interne, soudées l'une à l'autre. Parfois ces deux grosses racines sont réellement bifides, et il y a alors quatre racines distinctes. Quoi qu'il en soit, et c'est là ce qui nous importe, il n'en existe pas moins quatre canaux dentaires, c'est-à-dire normalement deux dans chaque racine. Le nombre des canaux dentaires, d'ailleurs d'un calibre assez étroit pour les grosses molaires inférieures, rend toujours l'exploration de ces dents particulièrement difficile; la difficulté s'accroît singulièrement lorsque les deux canaux de chaque racine sont confondus à leur partie supérieure en une sorte de fente transversale, aplatie et que leur division ne se fait que profondément dans la racine.

(1) Parfois c'est la racine d'une des petites molaires ou de la canine même qui pénètre dans le sinus.

En parlant des molaires supérieures et inférieures, nous n'avons eu en vue que les deux premières de chaque côté, à chaque mâchoire, car leur description ne peut guère s'appliquer aux dents de sagesse, qu'il faut toujours classer à part. Les trois racines de celles du haut et les deux racines de celles du bas sont presque toujours réunies en une seule, courte pour les supérieures, parfois très-longues pour les inférieures et décrivant pour ces dernières une courbe à concavité postérieure. Le nombre et la disposition des canaux dentaires sont aussi irréguliers que ceux des racines, et c'est toujours par tâtonnement, lorsque cela est nécessaire, que l'opérateur doit chercher leur orifice.

Nous avons dit que les cavités pulpaires diminuaient considérablement de capacité avec l'âge; il en est de même des canaux dentaires ; et cela tient au développement incessant de l'ivoire qui se fait à la surface de la pulpe et à ses dépens. Ce qu'il est très-important de savoir, c'est que l'orifice du sommet de la racine, le *foramen* dans le jeune âge, sur les dents permanentes elles-mêmes, est largement ouvert pour laisser passer les organes nourriciers de la dent, tandis que, très-étroit chez l'adulte, il devient à peine perceptible chez le vieillard.

On remarquera que nous n'avons rien dit de la disposition, soit de la cavité pulpaire, soit des racines et des canaux dentaires des dents temporaires. C'est que, dans le cours de ce travail, nous n'avons eu en vue que le traitement des dents permanentes. Les affections des dents temporaires sont certes loin de manquer d'intérêt, et leur traitement ne manque pas d'importance ; mais comme ce sont, en définitive, des dents destinées à disparaître et que ce fait constitue des indications particulières, il ne nous a pas semblé que le traitement de leur carie dût rentrer dans le cadre de notre travail.

Nous avons étudié le contenant, c'est-à-dire les cavités pulpaires et les canaux dentaires des dents, il nous faut maintenant étudier le contenu, c'est-à-dire la pulpe dentaire.

Pulpe dentaire. — On désigne sous le nom de pulpe dentaire le contenu à la fois de la cavité pulpaire et des canaux de la racine. La pulpe a exactement la forme et les dimensions des cavités dans lesquelles elle se moule, ou plutôt qui se sont moulées sur elles, suivant l'expression de Tomes. Il est donc inutile de revenir, à ce propos, sur ce que nous avons dit de la cavité pulpaire et des canaux dentaires. Sa couleur, à l'état normal, sur le vivant, est *rose pâle*. Sa consistance, qui est celle d'un tissu mou, gélatineux chez l'enfant, devient assez ferme chez l'adulte et surtout chez le vieillard. Elle se déchire très-facilement dans le sens de la longueur et *très-difficilement dans le sens transversal*, et cela se comprend par la disposition même des vaisseaux et des nerfs, mais il faut surtout l'attribuer à la présence de fibres de tissu lamineux dirigées également dans le sens de ces derniers.

Des vaisseaux et des nerfs, des fibres lamineuses, celles-ci paraissant former, dans le canal dentaire surtout, une mince enveloppe aux premiers, quelques noyaux embryo-plastiques, tels sont les éléments principaux dont la pulpe est formée. D'après Tomes, la présence de fibres lamineuses ne s'observerait guère que dans la période qui précède la dégénérescence de la pulpe ; avant cette époque, ce serait plutôt une sorte de tissu muqueux contenant de nombreux éléments cellulaires surtout abondants à la périphérie.

Les nerfs des dents, à la mâchoire supérieure, sont fournis par les branches antérieures et postérieures des nerfs maxillaires supérieurs ; les artères viennent de la maxillaire interne ; à la mâchoire inférieure, les uns et les autres viennent du nerf dentaire inférieur et de l'artère dentaire inférieure. Ces vaisseaux et ces nerfs sortent par un ou plusieurs orifices étroits situés au fond de l'alvéole et pénètrent immédiatement dans chaque racine. Au moment de leur entrée dans le foramen, ils semblent entraîner un dédoublement de la membrane périostique, qui forme leur gaîne celluleuse.

Il y a généralement, d'après Tomes, pour chaque racine un tronc nerveux volumineux et trois ou quatre troncs plus petits qui, après avoir suivi une direction parallèle et donné quelques branches anastomotiques, viennent former dans la partie renflée de la pulpe un riche plexus au-dessous de la membrane de l'ivoire.

Les artères, au nombre de trois ou quatre, également pour chaque racine, suivent une direction parallèle au grand axe de la pulpe et viennent aussi former un riche plexus situé immédiatement au-dessous des cellules de la membrane de l'ivoire.

Le moment est venu de dire un mot de cette *membrane de l'ivoire*. C'est moins une membrane qu'une couche de cellules cylindriques recouvrant toute la portion renflée de la pulpe et disposées dans le sens de rayons allant du centre à la circonférence. Tomes donne à ces cellules le nom d'odontoblastes, et à la couche qu'elles forment le nom de couche odontoblastique. Ces cellules sont surtout remarquables par le prolongement qu'elles envoient dans les canalicules de l'ivoire et dont l'existence a été péremptoirement démontrée par l'auteur précédent. Ces prolongements sont les *fibrilles de l'ivoire.*

Avec l'âge, la pulpe subit des modifications importantes; elle diminue de volume ; la couche des cellules odontoblastiques s'atrophie; les vaisseaux s'oblitèrent ; les nerfs subissent la dégénérescence graisseuse ; c'est alors que les dents deviennent branlantes et finissent par tomber.

Périoste alvéolo-dentaire. — C'est une membrane mince interposée entre les racines des dents et les parois de l'alvéole qui les contient. Au niveau du collet, il se continue avec le tissu de la gencive; au niveau du sommet de la racine, nous l'avons dit, il semble se confondre avec le tissu cellulaire qui accompagne les vaisseaux et les nerfs de la pulpe. Le périoste alvéolo-dentaire n'a pu être dédoublé en deux membranes, une pour l'alvéole, une pour la racine ; ce que l'on sait, c'est que l'adhérence est plus complète du côté du cément, puisque la racine d'une dent arrachée est toujours recouverte du périoste. Le périoste, qui s'épaissit du collet de la dent vers le sommet de la racine, acquiert parfois à ce niveau une assez grande épaisseur. Il est formé exclusivement d'éléments fibreux et cellulaires sans trace de fibres élastiques. Ce n'est donc pas à ces dernières qu'il faut attribuer le degré de mobilité que peut acquérir la dent dans l'alvéole sans qu'il y ait rupture de ses éléments, il faut l'attribuer à la disposition des éléments fibreux eux-mêmes. Ceux-ci, comme le fait observer Tomes (1), ont une direction générale transversale,

(1) Dental anatomy, 1876.

mais jamais ils ne se rendent de l'alvéole au cément par le plus court chemin. On comprend ainsi que la dent puisse jouir d'une certaine liberté de mouvement, soit dans le sens vertical, soit dans le sens de la rotation.

Le périoste alvéolo-dentaire est extrêmement riche en vaisseaux et en nerfs. Les vaisseaux, d'après Wedl, viendraient de trois sources : des gencives, de l'os, par les cloisons alvéolaires, *des vaisseaux de la pulpe.* Ces derniers sont de beaucoup les plus nombreux.

Les nerfs viennent aussi en grande partie de ceux qui pénètrent dans le canal dentaire. D'autres viennent des canaux interalvéolaires.

Physiologie. — Il est évident que la dent, organe vivant, est maintenue en place non-seulement par des moyens mécaniques, mais encore par des liens vitaux. Lorsque ces derniers disparaissent, la dent joue le rôle de corps étranger, qui finit par être expulsé ou par tomber. Il n'est pas douteux non plus que la pulpe ne soit l'organe nourricier de la dent par excellence et l'on a l'habitude de dire d'une dent dont la pulpe est détruite, que c'est une *dent morte.* Mais il est important de savoir également quel rôle joue le périoste alvéolo-dentaire dans la vitalité de la dent. Sans aller jusqu'à dire, comme quelques auteurs, que la pulpe est un organe destiné à former de l'ivoire, et que ce rôle rempli, elle n'a plus rien à faire, tandis que le périoste à lui seul nourrit la dent, il est incontestable que lorsque la pulpe dentaire a disparu, la dent continue de vivre si le périoste est sain. Suivant nous, l'expression de *dent morte* n'est donc pas juste appliquée à une dent privée seulement de sa pulpe ; sa signification ne peut être que celle de *dent insensible.* Quoi qu'il en soit, la dent peut vivre, bien que d'une vie précaire, aux dépens du périoste alvéolo-dentaire seul, et cela sans doute grâce à ses très-nombreux vaisseaux qu'on peut suivre parfois s'enfonçant dans ce cément dans de véritables canalicules de Havers. Ces vaisseaux, d'ailleurs, seraient-ils aussi nombreux s'il ne s'agissait pas de nourrir une mince membrane et une mince couche de cément? ne sait-on pas en outre que les cellules que contient le cément sont en continuité avec les extrémités déliées des canalicules de l'ivoire? nous n'ignorons pas qu'on voit des dents dont la pulpe s'est atrophiée dans l'âge avancé, devenir branlantes et finir par tomber, mais pourquoi les vaisseaux et les nerfs du périoste n'auraient-ils pas aussi à cette époque subi des altérations qui ne laissent alors plus de ressources à la dent ?

Ce qu'il faut retenir de ces considérations et ce qui est d'ailleurs démontré chaque jour par les faits, c'est qu'une dent privée de sa pulpe, mais ayant conservé son périoste sain, *même partiellement*, peut vivre et rester solide dans son alvéole pendant un grand nombre d'années, remplissant, ce qui est le point capital, ses fonctions mécaniques d'une manière pleinement satisfaisante.

PREMIÈRE PARTIE

Caries compliquées de dénudation de la pulpe dentaire.

CHAPITRE PREMIER.

CARIES COMPLIQUÉES AVEC PULPE SAINE OU SIMPLEMENT
IRRITÉE.

Suivant l'ordre du ·tableau que nous avons établi,
nous rencontrons le premier degré de la carie compliquée : c'est-à-dire une carie pénétrante simple, sans
autre complication que celle qui résulte de la pénétration
elle-même, le germe étant sain d'ailleurs, ou très-voi-
sin de l'état normal.

Dans cette première variété, comme dans toutes
celles que l'on verra se succéder dans le chapitre
suivant, la cavité de la carie et la cavité pulpaire
communiquent, par une ouverture plus ou moins
large, si large parfois que les deux cavités semblent
confondues, si étroite, dans d'autres circonstances, qu'il
faut recourir aux moyens les plus variés pour arriver à
en reconnaître l'existence. Le mode de pénétration, les
rapports des deux cavités ne laissent pas de jouer un
certain rôle lorsqu'il s'agit du traitement; mais ce que

nous voulons tout d'abord examiner, c'est le fait de la pénétration indépendamment de tout tou autre circonstance, c'est l'état de la pulpe découverte.

Nous avons dit découverte, mais saine, mais il y a une première question que nous devons nous poser, bien qu'elle semble résolue par le titre même de ce chapitre; c'est la question de savoir si la pulpe peut être saine, dans son plein état normal, lorsqu'elle a été mise à nu par le fait d'une carie pénétrante. Tomes, dans sa chirurgie dentaire n'a pas échappé à cette préoccupation, à tel point qu'il n'admet dans ces cas l'intégrité complète de la pulpe que par l'impossibilité où il est de prouver que la pulpe est malade; et cependant c'est à Tomes lui-même que nous emprunterons des arguments pour chercher à démontrer que la pulpe alors n'est jamais complétement saine. Voici le passage dans lequel Tomes s'explique à ce sujet : « C'est une condition (pulpe saine) qu'on n'observe que rarement, excepté comme le résultat d'une opération. La dentine en contact avec la pulpe s'étant trouvée ramollie par la maladie est réséquée dans la préparation de la cavité à obturer et la pulpe est ainsi mise à nu; peut-être est-il inexact d'admettre que dans ces cas la pulpe est absolument saine, *mais comment prouver* qu'elle est malade ? d'ailleurs, rien n'autorise à adopter un autre traitement que celui qui serait employé dans le cas où l'état normal de cet organe ne serait aucunement douteux. » Mais n'est-ce pas Tomes lui-même qui a décrit avec le plus de soin la couche des cellules cylindriques qui forment la membrane de l'ivoire à la surface de la pulpe? n'est-ce pas lui qui a prouvé que les canalicules de l'ivoire étaient parcourus par un filament, la fibrille de l'ivoire qui n'est autre chose qu'un prolongement même

des cellules de la surface de la pulpe ? Il nous paraît
difficile d'admettre que la pulpe puisse être intacte
lorsque les fibrilles de l'ivoire ont été détruites, ou ar-
rachées des cellules dont elles proviennent, il nous
semble impossible, même dans la période idéale qui
succède immédiatement à la pénétration, que la pulpe
qui correspond à la paroi de l'ivoire détruite reste intacte. Lorsque la pulpe vient à être mise à nu par les
progrès lents et naturels d'une carie, on peut non-seulement supposer, mais on sait d'une manière certaine
qu'elle a été troublée ou tout au moins surexcitée dans
son activité physiologique ; elle s'est défendue, pour
ainsi dire, contre l'envahissement du mal en sécrétant
ce qu'on a appelé la dentine secondaire, ce que M. Magitot a désigné sous le nom de cône de résistance. A
mesure que la muraille s'épaissit d'un côté, elle s'amin-
cit de l'autre, et lorsque la pulpe a été vaincue dans
cette lutte, elle n'est certes plus dans des conditions
normales. Tous ces phénomènes, il est vrai, toutes ces
phases de la lutte se sont passées parfois d'une manière
silencieuse, sans réaction, sans douleur, et c'est pour
cela que l'on dit généralement, dans ces cas, que la pulpe
est saine.

Mais si l'on peut admettre, en pratique, que la pulpe
dénudée puisse rester saine pendant un certain temps,
on ne saurait comprendre que cet état d'intégrité per-
sistât longtemps ; le contact de l'air, des débris alimentaires, qui se décomposent dans la cavité de la carie,
des liquides acides de la bouche, ne peuvent tarder à
amener une irritation plus ou moins considérable, se
traduisant alors par des douleurs irrégulières, parfois
assez vives, par une sensibilité exagérée aux changements de température. Ce n'est pas encore l'inflamma-

tion de l'organe, mais l'inflammation peut devenir le dénouement de cette *irritation* persistante. Il ne faut pas oublier que la pulpe est un organe essentiellement nerveux et vasculaire, une véritable papille, en un mot, absolument comparable aux papilles cutanées. L'état normal, la condition d'existence de cette papille, c'est d'être recouverte sur toute sa surface d'une couche d'ivoire comme la papille cutanée l'est d'une couche épidermique. Peut-on dire de cette dernière qu'elle est saine, ou qu'elle le restera longtemps lorsqu'elle est dépouillée de son épiderme ? Nous savons bien que tous les efforts de la pulpe dentaire dénudée tendront à reproduire une couche d'ivoire qui la défendra contre les injures extérieures, mais à combien de chances sera soumise cette véritable restauration ?

Ces considérations générales étaient nécessaires et sont suffisantes pour que nous puissions examiner maintenant, en connaissance de cause, les différentes méthodes de traitement qu'on a proposé d'appliquer dans le cas de carie pénétrante avec *pulpe saine*, où dont l'altération n'a jamais dépassé le degré d'une irritation simple.

Avant d'aborder cette étude, est-il nécessaire de dire comment on reconnaîtra la *pénétration*, l'exposition de la pulpe ? D'une manière générale, le diagnostic est facile à faire, et d'ailleurs, les moyens d'y arriver avec certitude sont exposés aussi longuement que possible dans les livres classiques. Nous ne nous arrêterons donc pas sur ce point, nous supposons ce diagnostic principal fait et assuré. Le mode et les circonstances même de la pénétration ne nous occuperont qu'autant qu'il en ressortira des indications particulières pour avoir recours à une méthode de traitement plutôt qu'à une autre, et c'est seulement lorsqu'il s'agira de faire un choix entre ces méthodes, que les considérations sur les cas particuliers trouveront utilement leur place.

Il est encore une observation préliminaire que nous jugeons à propos de faire ici : nous l'avons déjà dit, nous ne séparons pas le traitement de la complication de celui de la carie en elle-même, c'est-à-dire de l'obturation, et quand nous étudions le traitement des caries compliquées, nous étudions en définitive les meilleurs moyens d'arriver à une obturation qui permettra désormais à la dent de remplir ses fonctions. Mais l'obturation est, si je puis m'exprimer ainsi, le terme commun du traitement de toutes les caries compliquées que nous allons successivement envisager, et quand nous parlerons des méthodes de traitement applicables à une carie compliquée quelle qu'elle soit, nous entendrons surtout le traitement qui procède l'obturation. Celle-ci reste toujours une opération indispensable, mais purement mécanique, dont on trouve tous les détails dans les manuels de chirurgie dentaire, et dont quelques particularités seulement, suivant le cas, retiendront un instant notre intention.

Traitement. — Les méthodes de traitement de la carie compliquée simple, sans altération définie de la pulpe, sont au nombre de deux, auxquelles on peut donner le nom de *méthode conservatrice* et de *méthode radicale*. La première tend à conserver la dent avec sa pulpe intacte, la seconde tend également, est-il besoin de le dire ! à conserver la dent, mais après avoir détruit préalablement la pulpe. Il est évident qu'à priori tout le monde donnera la préférence à la première méthode, car une dent pourvue de sa pulpe a plus de chances de vivre qu'une dent réduite à son seul périoste ; mais la

question ne doit pas se présenter ainsi, mais seulement
de la manière suivante ; quelle est la méthode de traitement la plus rapide et la plus sûre pour conserver la
dent ?

Méthode conservatrice. — Cette méthode consiste à
ramener la pulpe dans les conditions où elle se trouve
dans une carie du second degré, c'est-à-dire à lui permettre de sécréter une couche d'ivoire plus ou moins
épaisse, mais suffisante pour la protéger d'une manière
définitive contre les influences extérieures.

La méthode conservatrice part de ce principe, juste
d'ailleurs et confirmé par l'observation, que le germe
dénudé tend constamment à se recouvrir d'une couche
de dentine et qu'on peut encore favoriser cette tendance
par des moyens efficaces. A cette méthode se rappor-
tent deux procédés différents que je désignerai sous le
nom de procédé lent et de procédé rapide.

Le procédé lent de la méthode conservatrice consiste
à provoquer par des applications spéciales, par des pansements appropriés, continués pendant un temps variable, de la part de la pulpe, la sécrétion d'une paroi de
dentine, qui finisse par fermer l'orifice de communication
existant entre la cavité pulpulaire et la cavité de la
carie. — Il s'agit, en définitive, de déterminer une
sorte d'irritation physiologique de l'organe, de réveiller
ou de développer même son activité productive. Diverses substances ont été employées dans ce but : le
tannin, l'acide phénique, l'alun calciné, l'oxychlorure
de zing, etc. Le tannin ou l'alun calciné réduits en poudre et portés sur une boulette de coton sont appliqués
sur la partie exposée de la pulpe. — L'acide phénique

soit seul, soit associé à la teinture de benjoin ou de sandaraque, est également porté dans la cavité sur une
boulette de coton qu'il imbibe. — Ces pansements re-
nouvelés tous les jours ou tous les deux jours, mais
avec les plus grandes précautions pour éviter tout choc,
toute pression sur le germe, doivent être continués
jusqu'à ce que la couche d'ivoire qui peu à peu recouvre
la pulpe soit assez considérable pour permettre l'obturation. Comme on suppose avec raison que, dans une
pulpe exposée, il y a toujours un élément irritatif ou
inflammatoire, on a débuté, dans ce procédé, par des
pansements calmants au laudanum, au chloroforme, etc.
Il va sans dire également que la cavité de la carie a été
soigneusement débarrassée des débris altérés d'ivoire,
des substances étrangères, alimentaires ou autres et
qu'il ne reste plus face à face que la pulpe et le topique.

Lorsque le résultat cherché a été obtenu, c'est-à-dire
lorsque la couche d'ivoire est assez épaisse, on procède
à l'obturation avec une des substances ordinaires or, ou
amalgame. Parfois, on ne fera qu'un plombage provisoire à la gutta-percha, qu'on remplacera au bout de
quelque temps par un de ces plombages permanents.

Il est inutile d'insister davantage sur ce procédé; nul
doute qu'il n'ait donné parfois de bons résultats, puisque
ceux-ci ont été constatés par des praticiens éminents.
Mais on voit immédiatement à combien de vicissitudes,
de dangers sera exposé la pulpe, dans le cours d'un
traitement qui peut durer des mois ; on a deviné quel
temps énorme il faudra, pour arriver à posséder une
couche d'ivoire véritablement suffisante pour qu'on
puisse en toute sécurité procéder à l'obturation.

De eette préoccupation est né le second procédé de la
méthode conservatrice. On s'est dit : mais pourquoi

cette perte de temps considérable, pourquoi, puisque l'état normal physiologique de la pulpe est de sécréter de l'ivoire, lorsqu'elle est à l'abri des influences extérieures, ne pas lui créer immédiatement une paroi protectrice, qu'elle se chargera de compléter sans qu'on ait, d'ailleurs, à intervenir ultérieurement ; et l'on a mis en pratique l'opération qui porte, en chirurgie dentaire, le nom de *coiffage de la pulpe*, et qu'on ne saurait mieux comparer qu'à une sorte de *pansement par occlusion*.

Coiffer la pulpe, c'est donc remplacer provisoirement la paroi d'ivoire qui lui manque par une paroi artificielle au-dessus de laquelle on pourra pratiquer l'obturation immédiate, comme s'il ne s'agissait que d'une carie non pénétrante et au-dessous de laquelle le germe ne tardera pas à rentrer dans ses conditions physiologiques, en sécrétant une véritable paroi d'ivoire. Cette opération a été pratiquée maintes et maintes fois et un nombre incalculable de substances y ont été employées, ce qui prouve que toutes ont donné des insuccès. Ces substances, d'ailleurs, ont extrêmement varié, suivant les préoccupations auxquelles ont obéi les chirurgiens qui les ont choisies, et on peut les diviser en deux grandes classes : substances inertes, substances actives. — Par l'emploi de substances inertes, on ne vise qu'à empêcher le plombage de presser sur la pulpe, à la protéger et à la maintenir en même temps dans de certaines limites qu'elle ne pourra franchir. A cet effet, on a employé les feuilles d'or, d'étain, d'argent, le bois, la corne, l'ivoire, l'os, le liége, la gutta-percha, le collodion désséché, mais surtout la partie cornée des plumes, etc. On pourrait étendre indéfiniment cette nomenclature. Cependant, on a choisi de préférence et cela se comprend, les substances qui, douées d'une certaine résistance, fussent en même temps imperméables aux liquides et corps mauvais conducteurs de la chaleur. — Ces substances remplissent en effet toutes les indications cherchées et ce sont celles qui ont incontestablement donné les meilleurs résultats.

Par l'emploi de substances actives, telles que : oxychlorure de zinc, tannin, acide phénique, arsenic même, appliquées de différentes manières, on a eu pour but moins de protéger la pulpe que de déterminer, comme dans le premier procédé que nous avons décrit, une irritation formative de la pulpe, qui aboutit plus rapidement à la formation d'une paroi d'ivoire; mais on dit encore, dans ce cas, qu'on a coiffé la pulpe avec ces substances, parce que une fois appliquées en manière de *coiffe*, elles restent indéfiniment placées sous le plombage qui a été pratiqué immédiatement. — Il est évident qu'au bout d'un certain temps elles ne jouent plus elles-mêmes que le rôle de corps inertes, lorsque sous leur influence la pulpe a refait une paroi de dentine d'une certaine épaisseur. La plus employée de ces substances a été l'oxychlorure de zinc ; l'action particulière de ce composé s'explique par l'excès d'une petite quantité de chlorure de zinc qui, mis en liberté, à la surface de la pulpe, y détermine une irritation qui a le meilleur résultat pour amener la sécrétion d'ivoire. L'oxychlorure de zinc, comme substance à *coiffer* la pulpe, a eu et a encore ses fanatiques en Amérique et probablement dans d'autres pays ; les plus merveilleux résultats ont été annoncés, mais à côté d'échecs nombreux qui refroidissent singulièrement l'enthousiasme.

Tel est le principe, telles sont les procédés de la méthode conservatrice appliquée au traitement de la carie compliquée de dénudation simple de la pulpe. Avant de porter un jugement sur cette méthode, de formuler les indications qui doivent parfois en déterminer le choix ou le faire rejeter, nous allons décrire ce que nous avons appelé la méthode radicale.

Méthode radicale. — Cette méthode consiste à détruire préalablement la pulpe, dont on ne croit pas la conservation possible, pour éviter les complications variées qui peuvent résulter de ses altérations sous le plombage et à ne procéder à l'obturation que sur une *dent morte*, ou du moins réduite pour vivre au périoste alvéolo-dentaire seul.

L'idée sur laquelle s'appuyent les partisans de cette méthode est la suivante : c'est qu'il est préférable de détruire immédiatement une pulpe dont la conservation sera toujours ou presque toujours impossible, malgré tous les efforts tentés dans ce but ; ne vaut-il pas mieux alors limiter le mal en faisant sur l'heure la part du feu ? En agissant ainsi, on sauve le périoste, qui sera le plus souvent compromis dans l'autre procédé, si la pulpe vient à s'enflammer et à se détruire spontanément dans le cours du traitement ou sous la *coiffe.* Il est, d'ailleurs, reconnu qu'un périoste sain est parfaitement suffisant pour que la dent conserve une partie de sa vitalité, mais surtout sa solidité dans l'alvéole, et puisse par conséquent remplir ses fonctions mécaniques.

La question de principe une fois résolue, il ne s'agit plus que de savoir par quel procédé il convient de détruire la pulpe. Comme c'est là un des points les plus importants peut-être de la pratique de la chirurgie dentaire, comme c'est un des plus délicats et des plus dif-

ficiles, on nous pardonnera de donner quelques développements à cette partie de notre sujet.

Il y a deux procédés très-inégalement employés pour
détruire la pulpe : le premier consiste dans l'extirpation
pure et simple de l'organe tel qu'il existe dans la cavité
pulpaire et le canal dentaire ; le second consiste dans
la cautérisation de la pulpe, qui devenue insensible,
dévitalisée, suivant l'expression des Américains, peut
ensuite être extirpée sans douleur pour le patient. C'est
le deuxième procédé qu'on emploie le plus souvent ;
mais le premier répond à des indications particulières
et importantes et on ne saurait le passer sous silence.

Extirpation de la pulpe. — L'extirpation de la pulpe
est une opération qui consiste à enlever d'un seul coup
et d'un mouvement rapide la totalité du contenu de la
chambre pulpaire et du canal dentaire. C'est une opération qui ne se pratique ou ne doit se pratiquer que
sur les dents à une seule racine, incisives et canines,
et beaucoup plus rarement sur les petites molaires.
Comme il s'agit, en effet, d'une pulpe saine vivante,
extrêmement sensible au moindre contact, on comprend que l'opération, qui est toujours *très-douloureuse*,
doit être faite rapidement, et cela n'est possible que si
l'on a affaire à une dent n'ayant qu'une racine et un
canal dentaire. Mais on comprendra mieux encore cette
nécessité, lorsque nous aurons décrit en quelques mots
la manière d'extirper une pulpe. Cette extraction se
fait à l'aide d'instruments délicats auxquels on a donné
le nom de tire-nerfs (nerve extractors). Il y en a de
différentes formes : l'extracteur barbelé (barbed ex-
tractor), est formé d'une tige fine d'acier flexible, pré-

sentant d'un même côté une série de pointes aiguës,
disposées comme les barbes d'une plume à angle aigu
sur la tige ; l'extracteur à crochet n'est autre chose
qu'une fine broche d'acier ou mieux de platine, terminée à son extrémité par un crochet très-petit et très-
aigu. Quel que soit l'instrument employé, lorsqu'il
s'agit d'extraire une pulpe, l'opérateur doit enfoncer
l'instrument tenu directement ou à l'aide d'un manche,
d'un mouvement ferme et régulier, aussi loin que possible dans le canal dentaire, entre la paroi du canal et
la pulpe. Arrivé au terme de sa course, l'instrument
doit être retiré vivement par un mouvement de demi-
rotation, qui rompt ou sectionne la pulpe. L'opération
est terminée ; elle n'a duré que quelques secondes. On
voit suffisamment, sans qu'il soit nécessaire d'insister,
qu'une semblable manœuvre n'est praticable que sur
les dents à une seule racine, dont le canal dentaire est
généralement droit et régulièrement calibré. Quelle douleur pour le patient et quel labeur pour le chirurgien,
s'il devait renouveler la tentative trois ou quatre fois,
sur une grosse molaire, par exemple.

L'extirpation faite, tout n'est pas fini. Une petite
hémorrhagie en a été l'accompagnement ordinaire, elle
a été plus ou moins abondante et nous pensons qu'elle
est extrêmement favorable pour la suite du traitement.
Ceci nous amène à rechercher immédiatement ce qu'il
convient de faire en face d'une dent ainsi débarrassée
de sa pulpe, vidée pour ainsi dire de tout son contenu.
Faut-il plomber immédiatement? faut il, au contraire,
attendre quelques jours pour voir s'il ne surviendra pas
une irritation du périoste alvéolo-dentaire dont la gravité sera toujours moindre si la dent n'est pas encore
obturée et qu'il sera, d'ailleurs, plus facile d'enrayer ?

C'est l'obturation immédiate qui compte le plus de partisans. Nous n'hésitons pas à la conseiller, lorsqu'on est certain que toute la pulpe a été enlevée jusqu'au foramen, lorsque surtout l'hémorrhagie qui a suivi cette petite opération a été assez abondante pour dégager les vaisseaux du périoste, dont la congestion était à redouter. Cette petite saignée prépare admirablement cette membrane à supporter l'obturation et il est rare que l'obturation immédiate ne réussisse pas dans ces conditions. Lorsqu'au contraire il y a lieu de supposer, et il est facile de s'en assurer, que l'on a a laissé dans le canal dentaire quelques débris de pulpe, il faut attendre quelques jours, faire des pansements antiseptiques à l'acide phénique, qui s'opposent à leur décomposition et nous dirons plus loin comment il faudra alors procéder à l'obturation. Lorsque l'extirpation ne s'est pas accompagnée d'hémorrhagie, il y a le plus souvent à redouter, sinon une inflammation du périoste, du moins une forte poussée congestive du côté de cette membrane, et nous conseillons encore d'attendre quelques jours pour obturer, en ayant soin seulement de faire, dans la chambre pulpaire et les canaux dentaires, des pansements qui s'opposent à toute pénétration de l'air ou de liquides irritants. Nous chercherons à expliquer la cause et la nature de la congestion du périoste succédant à l'extirpation lorsque nous aurons parlé de la destruction de la pulpe par les caustiques.

Que le plombage qui succède à l'extirpation soit fait immédiatement ou après quelques jours d'attente, il doit comprendre à la fois l'obturation du canal de la racine et de la cavité de la carie. Nous voulons nous expliquer ici sur cette obturation de la racine et sur son utilité qui a été contestée par quelques chirurgiens. Si nous supposons qu'après l'extirpation de la pulpe telle que nous venons de la décrire, la dent soit abandonnée à elle-même, la cavité de la carie et le canal dentaire restant ouverts aux liquides buccaux, aux débris alimentaires, nul doute qu'il n'en résulte assez rapidement par *cette voie* une inflammation de la membrane périostique. Si l'on se contente de l'obturation de la cavité de la carie seulement, le canal dentaire restera plein d'air d'abord, puis de gaz ou de liquides qui viendront le remplacer ; et avec quelque soin d'ailleurs qu'ait été faite l'obturation de la carie, ces gaz ou ces liquides, du sang parfois, finiront par se corrompre et déterminer à la longue les accidents qui seraient survenus à l'air libre. Nous pensons que ces divers inconvénients seront presque surement évités si l'on remplit le vide du canal dentaire ; plus l'obturation sera profonde et plus elle s'opposera à leur développement ; il est donc préférable d'obturer le canal dentaire. Comme actuellement il ne s'agit que des canaux des incisives droits et larges, l'opération ne présentera d'ailleurs jamais de difficultés énormes. Mais est-il absolument indispensable, dans tous les cas, de bourrer le canal dentaire d'or, ou de matière plastique? Nous ne le pensons pas. Ce que l'on redoute avant tout du *vide du canal*, ce sont les fermentations irritantes qui peuvent s'y produire ; eh bien, suivant nous, on peut très-utilement remplacer la matière du plombage dans la partie la plus profonde du canal dentaire, par une mèche de coton imbibée d'un liquide antiseptique, comme l'acide phénique. Nous avons eu souvent l'occasion d'employer ce procédé qui nous a presque toujours réussi. Nous e faisons d'ailleurs qu'indiquer ici ce mode de plom-

bage que nous retrouverons avec de plus grands développements, au chapitre des caries compliquées d'altérations du périoste.

Dans tout ce qui précède, nous avons supposé que
l'extirpation de la pulpe était complète, c'est-à-dire
que la section de l'organe avait été pratiquée précisément au niveau du sommet de la racine, au foramen,
dans un point où il ne reste qu'une plaie insignifiante.
Mais supposons, pour une cause ou pour une autre, que
la pulpe ait été arrachée en partie seulement, et qu'il
en reste une portion plus ou moins considérable dans
le canal dentaire, sans qu'on puisse d'ailleurs renouveler l'opération ; il en résulte une petite plaie vive
dans le canal dentaire sur laquelle on ne peut évidemment pas songer à faire une obturation immédiate.
Que convient-il de faire alors? ce débris de pulpe impossible à enlever sera-t-il un obstacle indéfini à toute
tentative de plombage? Ce n'est là, suivant nous, qu'un
très-mince inconvénient qui ne retarde que de quelques
jours le traitement définitif. On a, en somme, une petite plaie de la pulpe qu'il s'agit de traiter d'une manière rationnelle jusqu'à ce qu'elle soit cicatrisée,
comme une plaie ordinaire. C'est encore le pansement
antiseptique à l'acide phénique qui donnera les meil-
eurs résultats. Cet agent porté sur une fine mèche de
coton sera directement appliqué sur la petite plaie. Ce
mode de pansement, renouvelé quatre ou cinq fois pendant une huitaine de jours, déterminera une sorte de
momification des débris de pulpe restés dans le canal
dentaire et l'obturation sera devenue possible. L'acide
phénique fera encore partie du traitement définitif,
car placé sous le plombage dans le canal dentaire, il
s'opposera dans l'avenir à toute décomposition.

L'extirpation de la pulpe vivante est, nous l'avons vu, une opération douloureuse, *cruelle même ;* en outre, elle n'est applicable qu'à une catégorie de dents, les dents à une seule racine. Mais il est un autre moyen plus pratique, plus général, moins difficile de détruire la pulpe : c'est la cautérisation. C'est la méthode qu'il nous reste à examiner.

Destruction de la pulpe par cautérisation. — La cautérisation de la pulpe est une opération journalière en chirurgie dentaire; cette opération, si discutée autrefois, est peut-être celle sur laquelle l'accord est le plus complet aujourd'hui. Nous l'étudierons donc avec tous les détails qu'elle mérite, mais nous développerons surtout, à propos de cette méthode si répandue de traitement des pulpes exposée, des considérations qui n'ont peut-être pas toujours trouvé une place suffisante dans les ouvrages classiques.

L'idée de détruire la pulpe par la cautérisation est des plus anciennes, et d'ailleurs toute naturelle. Comme on ne pouvait songer à faire une obturation sur une pulpe sensible, irritable et prête à se révolter sous la moindre pression, on a pensé à détruire sa sensibilité, sa vitalité même, en la cautérisant. L'extirpation alors n'a plus été, dans ce procédé, que l'opération accessoire, devant débarrasser sans douleur, cette fois, la dent des débris du germe mortifiés par la cautérisation. L'extirpation est devenue, du même coup, une opération presque facile, car lorsqu'on n'a plus à lutter contre les souffrances et les résistances du malade, on peut prendre son temps et se placer dans les conditions les plus favorables pour arriver au but. Nous reviendrons plus loin d'ailleurs, sur la nécessité d'extraire les parties mortifiées de la pulpe après la cautérisation. Ce qu'il nous faut examiner actuellement, c'est la première phase du traitement, c'est la cautérisation elle-même, sous les différentes formes où elle a été employée.

On n'emploie plus guère aujourd'hui, pour cautériser la pulpe dentaire, que le fer rouge ou des caustiques chimiques comme le chlorure de zinc et l'acide arsénieux. Nous ne mettons pas au nombre des agents pouvant amener une destruction de la pulpe des caustiques superficiels comme le nitrate d'argent, l'acide phénique, etc. ; nous écartons, en outre, des caustiques énergiques comme l'acide chromique, la potasse caustique d'un emploi trop difficile et trop douloureux.

L'acide arsénieux est aujourd'hui surtout d'un usage général, et c'est principalement à la cautérisation de la pulpe par ce caustique que nous appliquerons nos considérations générales. Mais d'abord disons un mot du fer rouge et du chlorure de zinc.

Le *cautère actuel* appliqué à la cautérisation de la pulpe consiste en une tige d'acier mince, chauffée au rouge et plongée, *éteinte* pour ainsi dire, au milieu de la pulpe. On comprend l'insuffisance et le vice de ce mode de cautérisation. Il est rare qu'une seule soit suffisante pour détruire l'organe, car la tige d'acier chauffée, qui est nécessairement d'un petit calibre, se refroidit rapidement. On emploie plus volontiers aujourd'hui le *cautère électrique*, formé d'une anse galvanique à fil très-fin, dont la haute température est incessamment entretenue par le passage du courant électrique. C'est là, d'ailleurs, un instrument très-commode à manier et qui a des usages multiples dans la chirurgie de la bouche. Mais on peut encore adresser au cautère électrique le même reproche qu'au cautère actuel, c'est de ne détruire que très-incomplètement la pulpe et de ne pas, en réalité, remplir tout entier le but que se propose la cautérisation. Enfin, d'une manière générale, la cautérisation par le fer rouge est extrêmement douloureuse, aussi pénible pour le patient que l'extirpation, sinon plus, et comme elle ne doit, en tout cas, s'appliquer également qu'aux dents à une seule racine, il n'y a pas lieu de la préférer à cette première méthode.

L'emploi du chlorure de zinc pour escharifier les pulpes a encore un grand nombre de partisans. On connaît ce caustique énergique et dont il est fait si fréquemment usage en chirurgie sous le nom de pâte de Canquoin ; mais il est alors mélangé à la farine de froment. On l'emploie parfois sous cette forme pour détruire la pulpe, mais plus souvent sous sa forme naturelle, qui est celle d'un sel déliquescent. On en enduit le côté d'une petite boulette de coton qui est directement appliquée sur la partie dénudée de la pulpe. l'effet de ce caustique est rapidement produit : au bout de dix minutes, il a déjà déterminé une eschare sur la pulpe, mais qui n'est jamais bien profonde ; cette eschare est blanche, sèche et dure ; on peut toucher la pulpe sans déterminer de douleur. Mais s'il s'agit ensuite d'extraire l'organe, on s'aperçoit qu'au-dessous de l'eschare la sensibilité est encore extrêmement vive ; si on la laisse se détacher, la réaction inflammatoire est considérable. Enfin l'application de ce caustique s'accompagne d'une douleur si violente, que cela seul a suffi pour en faire abandonner l'usage au plus grand nombre des chirurgiens. Ses inconvénients dépassent donc de beaucoup ses avantages, et il n'y a pas de raison d'y avoir recours, surtout lorsque l'on possède un autre caustique paraissant présenter toutes les qualités qui lui font défaut, nous voulons parler de l'acide arsénieux, que nous allons maintenant étudier.

L'*acide arsénieux* est incontestablement le caustique par excellence longtemps cherché pour détruire la vitalité des pulpes dentaires. Son usage remonte à de nombreuses années ; après avoir été pendant longtemps battu en brèche, il a fini par se substituer presque complètement à tous les autres caustiques autrefois employés pour cautériser les pulpes. Facilité de l'application, rapidité d'action, sûreté des effets, il réunit presque toutes ces qualités.

L'acide arsénieux s'emploie sous l'état opaque et réduit en pondre fine. Quelques milligrammes suffisent généralement pour obtenir le résultat désiré. Quelques praticiens associent l'acide arsénieux à l'acide phénique, à la glycérine. Une boulette imbibée d'acide phénique qui fixe la poudre est un excellent moyen de porter ce caustique sur la pulpe. On a associé l'acide arsénieux à la morphine pour diminuer la douleur, mais on s'est fait illusion sur l'efficacité de la morphine dans ce cas. L'acide arsénieux, bien appliqué, est rarement très-douloureux. Je n'ai pas besoin de dire que l'acide arsénieux est un poison violent qui doit être placé dans la cavité des dents avec beaucoup de précaution et surtout bien fixé pour qu'il ne puisse tomber dans la bouche ou cautériser les gencives. Sous cette réserve, il faut plutôt en appliquer trop que pas assez, car une quantité trop minime ne ferait qu'irriter la pulpe et causer de la douleur ; l'excès de cette substance, lorsque toute la pulpe remplit la chambre pulpaire, n'offre pas pour la dent les dangers qu'on a signalés.

Quel est exactement le mode d'action de l'acide arsénieux? Comment exerce-t-il son effet caustique? On a
discuté à perte de vue et on discute encore dans les
sociétés dentaires d'Angleterre et d'Amérique sur les
points suivants : l'acide arsénieux est-il un caustique
chimique, c'est-à-dire détruisant la pulpe en lui sous-
trayant un de ses éléments chimiques comme l'acide
sulfurique ou l'acide chromique? Agit-il simplement
comme stupéfiant par une sorte d'action de contact
sans être absorbé par les éléments de la pulpe? Agit-il
localement ou dans toute la profondeur des canaux
dentaires? Agit-il proportionnellement à la quantité
employée et celle-ci est-elle indifférente? Une partie de
ces questions nous semble résolue par l'exposé de l'action de ce corps comme caustique fait dans les *Commentaires de thérapeutique* de M. le professeur Gubler : « L'acide arsénieux, dit cet auteur, appliqué sur
les tissus vivants, produit des effets locaux dont le dernier terme est l'escharification suivie d'inflammation
éliminatrice, le premier degré se caractérisant par de
l'irritation, de la douleur, chaleur et fluxion sanguine ;
mais cette irritation et cette mortification ne sont pas
le fait d'une simple action chimique comparable à celle
du chlore, qui s'empare de l'hydrogène des organes, de
la potasse, etc. ; non, l'arsénic, après *avoir imprégné*
les éléments histologiques, respecte leur structure, seulement il s'oppose à l'échange de matériaux qui constitue l'essence de la nutrition et provoque consécutivement l'inflammation ulcérative qui doit séparer le
vif d'avec les parties mortifiées... En définitive, l'eschare produite par l'arsenic est une sorte de momification plus voisine de l'état asphyxique de la substance
cérébrale au début du ramollissement par trombose

artérielle qu'elle ne l'est de la masse informe et anhiste laissée par la potasse ou un autre caustique chimique aussi violent. » L'acide arsénieux, on le pense, ne doit pas agir autrement sur la pulpe que sur les autres tissus mous vivants. On voit, en tous cas, que l'acide arsénieux est loin d'agir avec la violence d'un caustique chimique pur, qui décompose immédiatement les tissus. Cet agent si particulier demande généralement plusieurs heures pour déployer tous ses effets, et l'on peut dire ici que ce que l'on perd en temps, on le gagne en bons résultats de toutes sortes : douleur modérée, insensibilité sûrement obtenue lorsqu'on enlèvera le pansement, réaction moins vive du côté du périoste.

Mais, quel que soit le mode d'action intime de l'arsenic, il est un fait incontestable, c'est, qu'obéissant à la loi de tout tissu frappé de mort, l'eschare qu'il produit tend à se séparer avec énergie des tissus vivants ; l'eschare pulpaire n'échappe pas à cette loi , et il était important de le rappeler ici, car elle nous enseigne, au point de vue qui nous occupe, qu'on ne saurait songer à pratiquer un plombage sur une pulpe mortifiée avant que celle-ci n'ait été enlevée ; cette règle est applicable quel qu'ait été, d'ailleurs, le mode de cautérisation employé. On ne saurait trop insister sur ce point. Dans un certain nombre d'observations publiées sur les complications de la carie pénétrante, nous voyons souvent au début : « Carie pénétrante ; la pulpe qui est à nu est cautérisée à l'acide arsénieux ; le lendemain, insensibilité complète, plombage, etc. » Il n'est pas question de l'extirpation de la pulpe morte, et nous nous demandons si réellement cette extirpation a été faite, car on voit souvent dans la suite des observations qu'il y a eu périostite, abcès, fistule, etc. Nous savons bien que la

périostite alvéolo-dentaire peut se produire même lorsque la pulpe cautérisée ou non a été enlevée; mais ce
que nous savons aussi, c'est que cette périostite sera
presque inévitable, lorsque la pulpe, ayant été détruite,
l'*eschare* aura été enfermée sous le plombage. En vertu
de la loi que nous invoquions plus haut, celle-ci tendra
à se détacher en provoquant des phénomènes inflammatoires, de la suppuration, et l'on devine tout ce qui
peut suivre lorsque cela se passe sous un plombage.

M. le Dr Magitot, dans l'article Carie des dents du
Dictionnaire encyclopédique des sciences médicales,
dit : « Lorsque, par une ou plusieurs applications caustiques, la totalité de la pulpe dentaire a été détruite, il
faut bien se garder de procéder immédiatement à
l'obturation de la carie, mais s'assurer qu'aucun fragment, même très-petit, de l'organe n'a échappé à la
destruction dans un coin peu accessible de la cavité; le
fragment ainsi persistant deviendrait bientôt le siége
d'inflammation, etc.... » Nous ne voyons pas, d'ailleurs, qu'il soit question d'extraire la pulpe cautérisée ;
si nous cherchons plus loin les détails de l'obturation
qui succède à la cautérisation, nous ne voyons pas qu'il
soit non plus question du plombage de la racine. Nous
ne saurions être d'accord avec ce savant éminent, qui
a été notre maître, lorsqu'il dit qu'il faut poursuivre par
l'arsenic le plus petit fragment de pulpe, et nous nous
expliquerons dans un instant à ce sujet; mais ce que
nous comprenons, c'est que, pour M. le Dr Magitot, il
suffit que la pulpe soit complètement cautérisée, insensible dans toutes ses parties pour que l'obturation soit
possible ; c'est ce que nous ne saurions admettre si
l'extirpation de la pulpe morte n'a pas précédé cette
obturation, et, en cela, nous croyons nous appuyer

non-seulement sur des faits d'observation mais encore
sur les saines notions de la physiologie pathologique.
Comment expliquer ces cas incontestables cependant
dans lesquels l'obturation pratiquée sur une pulpe récemment cautérisée et non extirpée, a persisté des années sans déterminer d'accidents. On peut admettre
alors que l'inflammation éliminatrice ; s'étant faite
exactement au niveau du foramen, a porté sur une si
petite surface, qu'il n'y a pas eu, pour ainsi dire, de
réaction appréciable. Mais c'est là une heureuse chance.
On ne saurait toujours être certain, d'ailleurs, même
avec l'arsenic, que la pulpe dentaire des racines a toujours été détruite jusqu'au foramen et si l'on a voulu
quand même atteindre ce résultat avec ce caustique, on
a, le plus souvent, couru le risque de dépasser la limite
et d'irriter directement le périoste ; et c'est pour cela
que nous ne croyons pas prudent de poursuivre avec
l'acide arsénieux la moindre parcelle de pulpe.

Le moment est précisément venu d'examiner cette
question si importante et si diversement interprétée, de
l'influence de l'acide arsénieux sur le développement
de la périostite alvéolo-dentaire. Cette croyance que l'a-
cide arsénieux était la cause fréquente et presque
constante de la production de l'inflammation périostale, a fait rejeter par bon nombre de praticiens l'emploi de cette substance. Dans quelle mesure cette crainte
est-elle fondée ? Il est un fait admis par tous ceux qui font
usage de l'arsenic, c'est que presque toujours après son
application même faite dans les meilleures conditions
on voit se développer une légère irritation du périoste ;
le périoste est devenu légèrement sensible ce qu'on observe très-bien à la percussion de la dent. Comment
expliquer ce fait lorsque l'arsenic a été appliqué même

en petite quantité, sur la pulpe d'une dent supérieure
et que l'on ne peut admettre que la pesanteur en ait
entraîné quelques grains jusqu'au périoste ? Cette irritation qui ne peut provenir que d'une congestion de
cette membrane, ne peut guère, suivant nous recevoir
que l'explication suivante : l'arsenic appliqué sur la
pulpe a pour premier effet de congestionner ses vaisseaux, puis bientôt d'arrêter complétement la circulation ; nous savons, d'ailleurs, que les vaisseaux du périoste viennent *en grande partie* des vaisseaux de la
pulpe, au moment où ceux-ci pénètrent dans le canal
dentaire. La circulation cessant brusquement dans ces
derniers, la circulation collatérale se fait d'une façon
bien plus active dans les premiers; d'où congestion
pour ainsi dire inévitable, et d'autant plus d'ailleurs
que l'action du caustique aura été plus rapide, et que la
circulation des vaisseaux de la pulpe aura été entravée
dans une plus grande étendue. Ce qui se produit dans
ce cas est tout à fait comparable à ce qui arrive lorsqu'il
se fait une trombose ou une embolie dans un capillaire
artériel ; la circulation des petits troncs collatéraux se
développe, les tissus voisins sont congestionnés et
cette congestion peut aller même jusqu'à l'inflammation
des parties qui en sont le siége. Il ne faudrait pas
croire que cette explication s'applique à l'action de l'arsenic seulement ; les caustiques qui comme la potasse
caustique, l'acide chromique, le chlorure de zinc agis-
sent avec plus de rapidité et de violence, peuvent déterminer par le même mécanisme non-seulement la
congestion, mais l'inflammation du périoste; car leur
action est bien plus difficile à limiter que celle de l'arsenic. Par le même mécanisme de la suppression du
champ vasculaire de la pulpe, la congestion du périoste

peut aussi suivre l'extirpation de la pulpe saine. Mais la petite hémorrhagie qui résulte de l'opération la prévient généralement.

Ces considérations sont très-importantes, car on peut en tirer des conséquences pratiques ; c'est que d'une manière générale, il y a danger à employer pour détruire la pulpe des doses massives de caustique. En ce qui concerne l'arsenic, le danger sera moins grand lorsque la pulpe est entière, car il agit en somme avec une certaine lenteur ; mais il y aurait danger à poursuivre avec ce caustique des débris de pulpe sensibles au fond de canaux dentaires, car alors non-seulement l'oblitération des vaisseaux de la pulpe, mais celle d'une partie du champ vasculaire du périoste pourrait en être la conséquence; dans ce cas l'inflammation de cette membrane serait inévitable. C'est en ce sens qu'on a pu dire, que sur une dent inférieure, l'arsenic tombant au fond du canal dentaire pouvait irriter directement le périoste ; son action caustique mal mesurée a dépassé le foramen et atteint cette membrane. Nous ne croyons pas, comme le suppose Tomes, que l'acide arsénieux puisse aller irriter directement le périoste à travers les tissus durs de la dent sur lesquels il a très-peu d'action.

On peut donc ainsi formuler les règles de l'application de l'acide arsénieux, suivant d'ailleurs les conseils extrêmement sages donnés par Tomes, dans sa chirurgie dentaire : appliquer l'arsenic en quantité suffisante pour l'effet à produire, ce qui veut dire pour nous, pour détruire la plus grande partie de la pulpe ; éviter l'emploi de cet agent lorsque l'on soupçonne déjà quelque irritation périostale; ne pas laisser le caustique agir au delà du temps indispensable pour la destruction du *corps de la pulpe*. Dans ces conditions en effet, l'acide arsénieux est un des agents les plus utiles de la thérapeutique dentaire.

Nous avons assez insisté sur la nécessité de l'extirpation de la pulpe dentaire après la cautérisation, pour que nous n'ayons [plus à en dire que quelques mots. Cette extirpation se fera absolument de la même manière que lorsqu'il s'agit d'une pulpe saine, avec les mêmes instruments. Cette extirpation, quand la *grande masse* de la pulpe est détruite n'est nullement douloureuse ; on doit la faire lorsque l'acide arsénieux a produit tout son effet, c'est-à-dire au bout d'un temps variable, suivant les cas, suivant les individus, de 3 ou 4 heures à 24 heures ; disons cependant que si la dose d'arsenic n'a pas été excessive, on peut sans inconvénient grave attendre plus longtemps

Après ce que nous avons dit de l'irritation périostale se développant presque toujours à la suite de l'application des caustiques, sans en excepter l'arsenic, on comprendra qu'il ne serait pas prudent de procéder à l'obturation immédiate. La pulpe détruite et extirpée, on attendra donc toujours quelque temps pour surveiller et prévenir au besoin cet accident. Si le périoste est devenu sensible, au bout de quelques jours, en ayant soin de faire des pansements calmants et antiseptiques dans la cavité de la dent, la sensibilité aura disparu et il sera temps alors de plomber la dent. Si, ce qui arrive parfois, le périoste est resté complétement silencieux à la suite de la cautérisation, il sera encore prudent d'attendre, car souvent, l'irritation ne se montre que deux ou trois jours après.

L'obturation qui sera faite alors soit avec l'or, soit avec les matières plastiques, comme après l'extirpation simple comprendra la cavité, et *autant que possible les racines*

Comme nous l'avons déjà dit, nous avons remplacé souvent avec succès, dans une partie du canal dentaire, la matière à plombage ordinaire par une mèche de coton imbibée de créosote. Si l'on a suivi d'ailleurs avec prudence les règles que nous avons tracées, la dent une fois obturée poura remplir ses fonctions, pendant de nombreuses années.

Les longs développements dans lesquels nous sommes entré sur les différentes méthodes de traitement des pulpes exposées dans la carie pénétrante, nous ont fait perdre un peu de vue l'ensemble de la question, et il est temps de jeter un coup d'œil général sur ces méthodes, que nous avons étudiées, pour ainsi dire, sans les juger, et presque à un point de vue théorique.

Deux grandes méthodes sont en présence, lorsque la carie a dénudé la pulpe plus ou moins saine : la méthode conservatrice et la méthode radicale ; nous les connaissons, mais quel est leur résultat et quelles sont leurs indications ? Est-il possible de conserver et de plomber une dent dont la pulpe a été mise à nu par une carie pénétrante, sans détruire la pulpe ? La réponse à cette question n'est pas douteuse, et la conservation de l'organe par les divers procédés que nous avons indiqués est possible ; chacun de ces procédés compte des succès ; mais aussi que d'insuccès ! pour une pulpe coiffée et sauvée, que de pulpites, que de périostites et de dents perdues ! combien il est plus rare encore de voir se reformer sous l'influence de pansements excitants une couche d'ivoire assez épaisse pour supporter un plombage définitif. L'opération du *coiffage de la pulpe* pourra cependant être tentée avec fruit dans quelques cas particulièrement favorables. Lorsque la pulpe n'aura pas subi de

changements de volume, lorsque l'orifice de pénétration
sera peu considérable, bordé de talus d'ivoire solides
permettant l'exacte application d'une substance inerte
comme la gutta-percha, la partie cornée des plumes,
pouvant d'aileurs supporter le plombage, sans que la
pulpe puisse être comprimée, il sera rationnel de tenter
cette opération et d'espérer la voir réussir. Mais ces
conditions favorables se rencontrent rarement, et rien
n'est difficile comme de bien *coiffer* une pulpe. C'est
donc une méthode que nous conseillons de n'employer
que rarement. Pour notre part, elle nous a peu réussi,
et un de nos maîtres, M. le Dʳ Andrieux, qui n'en a pas obtenu de meilleurs résultats, l'a presque complétement
abandonnée. L'oxychlorure de zinc, dont nous avons
expliqué plus haut le mode d'action, a donné des résultats trop incertains, pour mériter la confiance exagérée que lui témoignent encore quelques dentistes
américains.

D'après ce qui précède, il n'est pas difficile de voir
que nous sommes partisan de la méthode qui sacrifie
la pulpe dentaire. Ce n'est pas là, certes, une préférence
théorique, car c'est toujours chose grave que de détruire
la *vitalité* d'une dent; mais c'est précisément cette nécessité qu'il y a de pratiquer une opération si grave,
qui nous a fait mettre les caries pénétrantes simples
au nombre des caries compliquées. Nous n'avons plus
guère qu'à indiquer en quelques mots le choix des
moyens à employer pour détruire la pulpe. L'acide arsénieux dont l'effet est si sûr, et d'ailleurs si facile à
manier, s'appliquerait avec avantage dans tous les cas,
s'il n'avait un inconvénient sérieux lorsqu'il s'agit
surtout des dents qui occupent le devant de la bouche.
Ces dents bleuissent, par le fait de la pénétration dans

les canalicules dentaires de la matière colorante du sang épanché en dehors des vaisseaux de la pulpe cautérisée. C'est pourquoi, il sera préférable, suivant le cas, d'employer pour ces dents, les incisives et les canines, tantôt l'extirpation simple, tantôt la cautérisation soit avec le cautère actuel ou électrique soit avec le chlorure de zinc. Tous ces moyens sont douloureux, mais on n'a pas le choix d'autres, si l'on veut conserver à ces dents leur coloration normale (1). Pour toutes les dents rien ne sera préférable à l'acide arsénieux, et nous n'avons pas à revenir sur les règles de son emploi.

Avant de terminer ce chapitre, il est une observation que nous devons faire, et qui peut aussi s'expliquer aux chapitres suivants. Nous avons discuté les différentes méthodes de traitement, à un point de vue surtout théorique et nous avons peu tenu compte des cas particuliers et des difficultés d'exécution qui peuvent se présenter et qui sont à peu près les mêmes, quel que soit le traitement qu'on ait résolu d'employer. Nous avons toujours, si l'on veut, supposé l'opérateur en face d'une carie, et d'une cavité pulpaire facilement accessibles, préparées pour les pansements ou les manœuvres opératoires. Mais, dans la pratique, c'est tout le contraire qui a lieu ; nous ne pouvons ici indiquer toute les difficultés, mais seulement en donner une idée ; il est évident, par exemple, qu'une carie située à la face postérieure d'une seconde grosse molaire supérieure, près du collet, présentera de grandes difficultés, soit pour

_____

(1) En fait, une dent privée de sa pulpe ne conserve jamais sa coloration normale ; elle devient pâle grisâtre, d'un aspect caractéristique, mais qui ne change pas en somme la physionomie de la bouche.

l'application des pansements, soit pour toute autre manœuvre ; c'est là qu'interviendront la sagacité et l'expérience du praticien. Il est une règle générale qu'on peut
formuler ainsi : c'est qu'il faut toujours se placer dans
les conditions les meilleures pour la réussite du traitement indiqué ; j'ajoute qu'il est presque toujours
possible de réaliser ce desideratum. Ainsi dans l'exemple
que nous venons de citer, il ne faut pas hésiter à sacrifier une partie de la couronne, en faisant une véritable
trouée qui donnera plus facilement accès dans la cavité
pulpaire et les canaux dentaires ; de même encore, dans
le cas de carie pénétrante difficilement accessible de la
face latérale d'une incisive, on n'hésitera pas à aller
chercher la pulpe par un orifice creusé à la face postérieure de cette dent. C'est ce que les Américains appellent faire une *ponction de la dent*. Qu'on ne s'effraie
pas trop de la difficulté de ces opérations. La chirurgie
dentaire s'est enrichie, dans ces dernières années,
d'instruments admirables (1) qui suppriment en partie
le temps et la fatigue, et grâce auxquels le domaine de
la chirurgie opératoire s'est singulièrement étendu.
C'est se ménager bien des insuccès et des déboires que
de se priver d'aides aussi utiles.

(1) Nous voulons surtout parler des *tours dentaires* que dans
la préparation des dents et des cavités remplacent avantageuse-
ment presque tous les instruments et avec lesquels la précision
peut s'unir à la puissance du mouvement.

CHAPITRE II.

CARIES COMPLIQUÉES DE MALADIES DE LA PULPE DENTAIRE.

Le premier degré de maladie qui atteint généralement une pulpe dénudée est ce qu'on a appelé *l'irritation pulpaire*, expression assez mal définie, comme la lésion de l'organe, à laquelle elle correspond. On a vu que pour nous, toute pulpe exposée a déjà subi, par ce fait, un certain degré d'altération, qui résulte tout au moins de la destruction partielle de la membrane de l'ivoire. Dans ces conditions, la pulpe, qui n'est plus protégée contre les influences extérieures, devient sensible, irritable, douloureuse même ; elle est sur la voie de l'inflammation soit aiguë, soit chronique, mais elle peut se maintenir dans cet état intermédiaire pendant une longue période, et c'est à cet état qu'il convient de donner le nom d'*irritation pulpaire*. C'est pendant cette période que la pulpe atteint de véritables *poussées congestives* correspondant aux accès douloureux, sécrète ces noyaux de dentine secondaire, qui envahissent souvent, non-seulement la chambre pulpaire, mais encore les canaux dentaires, ce qui ne laisse pas parfois que de gêner considérablement le traitement, et ce qui fait dire aussi que la pulpe s'est *ossifiée*. On ne saurait donc nier l'irritation pulpaire : mais est-il nécessaire de consacrer à cette complication un chapitre spécial pour le traitement? Nous ne le pensons pas. Tantôt en effet cette irritation est si légère que les méthodes de traitement que nous avons étudiées dans le précédent chapitre lui sont applicables ; tantôt elle se confond tellement avec un état inflammatoire de la pulpe qu'on ne saurait l'en distinguer ni lui appliquer d'autres considérations thérapeutiques.

Dans ce chapitre, nous étudions les caries compliquées d'une altération définie de la pulpe : le premier terme de cette altération c'est l'*inflammation aiguë*, le dernier terme c'est la *destruction* complète de cet organe, succédant soit à l'inflammation aiguë, soit à l'*inflammation chronique*, parfois à d'autres causes. A l'inflammation chronique nous rattacherons les *tumeurs* de la pulpe dont l'unique variété a toujours pour origine un processus inflammatoire.

§ I. — *Caries compliquées d'inflammation aiguë de la pulpe (pulpite).*

Il est inutile de tracer ici un tableau complet de l'inflammation aiguë de la pulpe, de la *pulpite*, c'est l'affection dont le diagnostic est le plus facile à faire pour le chirurgien, et nous pourrions dire, pour les gens du monde. L'ensemble symptomatique de cette maladie a été très-bien tracé, d'ailleurs, dans une excellente monographie, par M. le Dr Maurel. Une douleur aiguë qui devient de plus en plus violente et qui finit par s'accompagner d'élancements, qui ne se calme par instant que pour revenir plus intolérable encore, en est le caractère dominant. C'est lorsque le malade est en proie à cette douleur véritablement horrible qu'il vient le plus souvent réclamer le secours du chirurgien ; c'est donc en face

de la pulpite à la période la plus aiguë, pour ainsi dire,
qu'il faut nous placer tout d'abord, lorsque nous avons
à envisager le traitement de cette affection. A ce moment,
la fluxion qui terminera la crise, ou au moins une des
crises, n'est pas encore apparue ; si la cavité de la carie
est accessible à la vue, on peut apercevoir la pulpe
augmentée de volume, d'une coloration rouge foncé,
résultat d'une congestion intense ; les moindres attou-
chements, le contact des liquides froids ou chauds sur
la dent exaspèrent la douleur et font pousser aux malade des cris aigus.

Traitement. — Il nous semble que les auteurs qui
se sont occupés de cette complication grave de la
carie ne se sont pas placés sur le vrai terrain de la
question, sur le terrain pratique, en ce qui concerne
le traitement. Tomes, dans sa Chirurgie dentaire, dit
que lorsque le périoste n'est pas atteint, on pourra essayer avec fruit le traitement curatif, c'est-à-dire chercher à sauver la pulpe, et, l'inflammation calmée, pratiquer l'obturation après avoir *coiffé* le germe revenu à
l'état normal ; les calmants topiques tels que le laudanum ou le chloroforme portés dans la cavité sur une
boulette de coton, l'opium à l'intérieur ; les antiphlogistiques et les révulsifs sous forme d'une sangsue
placée sur la gencive, au niveau de la dent, ou de scarifications faites sur le même point : tels sont les agents
de cette méthode.

Outre que nous croyons peu en général à la possibi-
lité de sauver de la destruction une pulpe qui a été atteinte d'inflammation aiguë, nous ne pensons pas qu'il
soit utile de le tenter. Si, comme nous l'avons vu dans
le précédent chapitre, les méthodes qui tendent à conserver une pulpe découverte même saine ne donnent
que de médiocres résultats, que sera-ce lorsqu'il s'agit

d'une pulpe qui a été le siége d'une aussi grave altération, et qui, sous l'influence de la moindre cause, peut
s'enflammer de nouveau.

Mais d'ailleurs, et c'est là que nous voulons en venir,
il s'agit moins de sauver la pulpe déjà si compromise
que de débarrasser le plus promptement possible le malade de l'horrible douleur qui l'étreint, et surtout d'en
prévenir le retour presque inévitable ; nous n'hésitons
même pas à dire qu'il s'agira souvent même de sauver
le périoste dentaire, qui ne tardera pas à s'enflammer,
si faute de décision on laisse la pulpite amener la destruction spontanée du germe par gangrène.

Il n'y a qu'un moyen de parer à ces accidents actuels
ou imminents, c'est *la destruction chirurgicale de la
pulpe*. Plusieurs auteurs l'ont compris, et pour atteindre
ce but, ont eu recours, comme nous le verrons, aux procédés les plus ingénieux.

Pour détruire la pulpe enflammée et douloureuse, on
ne saurait songer à l'extirpation, que la douleur rendrait
impossible, non plus qu'à la cautérisation par le fer
rouge, mais on possède dans *l'acide arsénieux* un agent
héroïque auquel il ne faudra pas craindre de recourir
et qui donnera les résultats les plus inattendus, en
pareil cas.

L'acide arsénieux appliqué sur une pulpe enflammée
est loin d'être aussi douloureux qu'on pourrait le croire
au premier abord et c'est là un phénomène singulier
qui n'a pas manqué de frapper vivement Tomes : « C'est
une chose remarquable, dit-il, que l'action de l'acide
arsénieux sur une dent auparavant si douloureuse en-
traîne rarement beaucoup de souffrances; on pourrait
peut-être l'expliquer en supposant qu'une pulpe en état
d'inflammation se détruit plus facilement que celle qui

est relativement saine. » Il est hors de doute que l'acide
arsénieux agit avec plus de rapidité pour détruire une
pulpe enflammée qu'une pulpe saine, et nous avons
eu maintes fois l'occasion de constater ce fait, avec un
de nos maîtres, M. le Dr Andrieux. Ce fait d'ailleurs
s'accorde bien avec les particularités de l'action caustique
de l'arsenic signalées encore par M. le professeur
Gubler, dans ses *Commentaires de thérapeutique* :
« L'arsenic, dit-il, agit en arrêtant les actes vitaux ; on
conçoit donc que ses effets escharotiques seront d'autant
plus prononcés que la vitalité sera moindre dans les
parties exposées à sa puissance. » La pulpe enflammée,
brusquement saisie par le caustique, *stupéfiée* pour
ainsi dire, n'a plus assez de vitalité pour réagir et ne
tarde pas à se mortifier. Mais ce qui constitue, par
dessus tout, l'avantage inappréciable de l'acide arsénieux, c'est que son application loin d'exaspérer les
phénomènes douloureux les calme d'abord et bientôt
les fait complétement disparaître. Ces deux faits, absence presque complète de douleur et destruction rapide de la pulpe, se sont montrés d'une manière presque
constante et caractéristique dans les nombreuses observations que nous avons pu faire. M. le Dr Andrieux a
observé comme nous les excellents effets de l'acide arsénieux appliqué à la destruction des pulpes enflammées,
mais il croit qu'il est nécessaire avant d'appliquer le
caustique de *dégorger* la pulpe, au moyen d'une légère
piqûre faite avec un instrument aigu, et qui ne déterminera pas d'ailleurs une douleur extrêmement vive ;
c'est à ce prix seulement que l'application du caustique
serait relativement peu douloureuse. Nous pensons que
c'est là une pratique qui ne peut qu'être très-avanta-
geuse en ce qu'elle amène un calme momentané qui

permet plus facilement au malade de tolérer l'opération du pansement; mais nous persistons à croire, d'après nos observations, que l'on peut appliquer l'arsenic sur la pulpe, *sans saignée préalable*, car c'est presque toujours dans ces conditions que nous avons employé ce caustique et que nous avons été frappé de l'absence presque complète de douleur.

L'application de l'acide arsénieux, est-il besoin de le dire, ne devra pas être faite à la légère; il faudra s'assurer avec les plus grandes précautions que la pulpe est bien dénudée, sur une assez large surface, agrandir encore, si cela est possible, l'orifice de pénétration de la carie et appliquer alors le caustique en assez grande quantité. Nous sommes convaincu, en effet, que les violentes douleurs qu'on a vu parfois succéder à son application provenaient de ce que, mal appliqué, ou mis en trop petite quantité, il ne faisait que déterminer, mais à un degré extrême, l'irritation qu'il détermine dans les mêmes conditions sur une pulpe saine.

La pulpe cautérisée, c'est-à-dire au bout de quelques heures, il sera facile de procéder à l'extirpation des débris mortifiés, et, cela fait, la dent sera absolument dans les mêmes conditions que si on avait cautérisé une pulpe saine; cependant, dans ce dernier cas, si l'obturation immédiate peut parfois être permise; il n'en saurait être de même lorsque la pulpe a été enflammée, et ici une double raison s'y oppose : l'irritation congestive du périoste qui accompagne toujours une crise de pulpite, et l'irritation même qui résulte de la destruction rapide de l'organe par la cautérisation. C'est donc au bout de quelques jours seulement, pendant lesquels on surveillera attentivement le périoste, qu'on pourra penser à pratiquer l'obturation. Après l'extirpation de la pulpe mortifiée, on fera dans la cavité de la carie et des canaux dentaires des pansements à la fois calmants et antiseptiques, et dans ce cas la créosote et le laudanum mélangés rempliront parfaitement le but. Le moment opportun venu, on ne procédera pas à l'obturation autrement que nous l'avons indiqué dans le précédent chapitre.

Nous n'avons pas à dire ici ce qu'il conviendrait de faire si, en même temps que la pulpite, existait de la périostite alvéolo-dentaire, ou si cette périostite succédait à l'application arsenicale. C'est une complication que nous retrouverons plus loin. Cependant nous ne pouvons passer sous silence un phénomène, la *fluxion dentaire* qui, suivant la plupart des auteurs, indiquerait d'une manière certaine le développement de cette périostite. La fluxion dentaire marque généralement la terminaison de la pulpite ou d'une des crises de pulpite ; il n'est pas rare non plus de constater que la cautérisation de la pulpe par l'acide arsénieux est suivie d'une fluxion légère qui disparaît assez rapidement, *sans abcès*. Cette fluxion dentaire peut-elle exister sans qu'il y ait périostite alvéolo-dentaire ? Lorsque la fluxion se termine par abcès ouvert à la gencive, il n'y a pas de doute à conserver sur le développement de la périostite ; mais pour nous, la fluxion n'est pas nécessairement suivie d'un abcès, et dans ce cas nous ne voyons pas que la périostite soit indispensable pour la produire. Quelle est, en réalité, la cause du phénomène de la *fluxion dentaire* ? Nous croyons qu'il faut faire intervenir plusieurs éléments : l'étranglement de la pulpe, au niveau du foramen, qui supprime la circulation dans ses vaisseaux et par suite amène une congestion intense dans les vaisseaux du voisinage et surtout du périoste ; mais principalement *l'action réflexe* causée par la violence de la douleur, déterminant *dans toute la région* un afflux sanguin considérable. La fluxion dentaire, qui n'est, en définitive, qu'une sorte d'œdème, est le résultat d'une congestion qui se fait dans toute une région assez étendue, le périoste alvéolo-dentaire y compris. Cette fluxion est plus considérable, si le périoste vient à s'enflammer, car c'est un nouvel élément pour la produire, mais la pulpite seule suffit à son développement.

La *fluxion dentaire* n'en donne pas moins une indication précieuse pour le traitement ; lorsqu'elle est apparue, elle annonce toujours que l'état aigu, que la douleur vont cesser, et par suite il n'est pas nécessaire d'agir avec la même vigueur qu'au début des accidents. Mais la fluxion n'indique pas toujours la mortification de la pulpe et il sera parfois nécessaire, même après la fluxion, de cautériser cet organe, ce qui ne sera jamais nécessaire lorsqu'il y aura eu périostite alvéolo-dentaire ; la pulpe alors est toujours détruite, preuve nouvelle que la fluxion peut être indépendante de la périostite.

Nous n'avons parlé que de la cautérisation comme moyen de détruire la pulpe enflammée et nous avons dit que l'acide arsénieux constituait, dans ce cas, un caustique excellent. Mais nous savons aussi que l'acide arsénieux appliqué sur les dents, principalement sur les dents qui n'ont qu'une seule racine, les fait bleuir, inconvénient fort grave et surtout fort désagréable. Enfin, il faut le dire, quelques praticiens rejettent complétement la cautérisation. Ceci nous amène donc à étudier quelques autres procédés ingénieux qui, dans le cas de pulpite aiguë, ont également le triple but : de calmer immédiatement la douleur, de détruire la pulpe et de permettre l'obturation.

Le premier de ces procédés est le plus radical, c'est l'extraction, mais suivie de la réimplantation. Depuis les progrés récents qu'a fait en pathologie dentaire l'étude de la *greffe* (1), comme méthode générale de traitement de certaines affections des dents, on sait que la *greffe par restitution* (2), en particulier, donne les meilleurs résultats. Rien de plus naturel que de songer à appliquer cette méthode à la carie compliquée d'inflammation de la pulpe, et cela avec d'autant plus de raison que ce que le malade réclame le plus souvent, c'est l'extraction. Lorsqu'on a la certitude que l'extraction ne fait perdre, pour ainsi dire, *comparativement*, aucune de ses chances de conservation à la dent réimplantée, il n'y a plus de raison pour ne pas se rendre à ses désirs. L'extraction rompant brusquement les liens vasculaires et nerveux de la pulpe en a détruit d'une façon définitive la vitalité, et comme à la période où cette opération est pratiquée le périoste dans son entier est intact, la dent a la plus grande tendance à reprendre ses connexions, par l'intermédiaire de cette membrane.

L'opération peut, pour ainsi dire, se passer de description ; arracher la dent, en évitant autant que possible les désordres du côté de l'alvéole et des gencives, la plomber par les procédés ordinaires, la remettre en place dans son alvéole et l'y fixer au besoin, sans autre précaution que d'attendre la fin de l'écoulement sanguin et d'éponger avec soin l'alvéole, pour enlever les

(1) Etude sur la greffe dentaire, par M. le Dr David. Paris 1876.
(2) La « greffe par restitution » consiste à remettre à sa même place une dent qui a eté momentanément isolée de son alvéole.

caillots : tels sont les détails uniformes que nous avons lus dans les observations publiées.

Nous n'avons jamais, pour notre part, pratiqué cette opération, mais nous avouons qu'elle est fort séduisante, surtout pour les dents à une seule racine, quoique pouvant s'appliquer à toutes; elle répond aux données de la physiologie et de l'observation. Aussi, n'hésiterons-nous pas, à l'occasion, à faire l'expérience de cette méthode de traitement si rationnelle.

A côté de l'opération radicale de l'extraction suivie de réimplantation, on a proposé une méthode mixte : *la luxation partielle* de la dent dans son alvéole. Le principe est le même : rompre les liens vitaux de la pulpe et, par suite, calmer instantanément la douleur. Ge procédé aurait, en outre, l'avantage de ne pas séparer complétement le périoste de la surface alvéolaire et de ne pas laisser un certain temps la dent en dehors de la bouche. Mais qui n'en voit immédiatement les inconvénients ? Il sera toujours difficile de savoir à quel moment la rupture de la pulpe aura lieu, car à ce moment la douleur de la pulpite se confond avec celle de l'opération, et il faudra toujours attendre un certain temps pour en connaître le résultat ; si la rupture a eu lieu, un petit épanchement sanguin s'est nécessairement fait dans le vide qui résulte momentanément de la luxation partielle, et c'est là une cause d'inflammation consécutive du périoste. Enfin, il faudra attendre pour tout terminer, c'est-à-dire pour plomber la dent, que celle-ci ait repris complétement ses connexions et ne soit plus douloureuse. — Pour toutes ces causes, nous ne croyons pas cette *opération incomplète* appelée à donner de bons résultats.

Devons-nous en dire autant d'un dernier procédé qui

a joui d'une certaine réputation en Amérique et en Angleterre principalement ? Nous voulons parler du *procédé de Hullihen*. Ce procédé, qui n'est applicable qu'aux dents à une seule racine et à un seul canal dentaire, consiste à faire à la face antérieure de la dent, au niveau du collet ou un peu au-dessus, en soulevant la gencive, une perforation qui va jusqu'au canal atteindre le pédicule de la pulpe. L'instrument perforateur *ampute* du même coup la pulpe enflammée et la douleur cesse rapidement. L'obturation de la dent peut se pratiquer presque immédiatement. Nous ne croyons pas que ce procédé, d'une exécution parfois pénible, donne les bons résultats que son auteur avait autrefois signalés. Il nous semble difficile que l'obturation pratiquée sur une dent dont le canal dentaire renferme encore des débris de pulpe qui n'ont pas perdu leur connexion avec le périoste, ne soit pas suivie, au bout d'un temps plus ou moins long, d'une inflammation de cette membrane. L'opération qui consiste à faire la section de la pulpe au niveau même du sommet de la racine serait plus logique si elle n'était d'une exécution beaucoup plus difficile, pour ne pas dire impraticable.

En résumé, on voit que le chirurgien n'est nullement désarmé en face d'une carie compliquée d'une inflammation de la pulpe. Nous n'avons pas hésité à conseiller une intervention immédiate et énergique et à rejeter au second plan l'emploi des palliatifs à longue échéance thérapeutique et à résultats incertains, ne satisfaisant ni le malade, ni le chirurgien. En un mot, nous croyons qu'il est plus utile de placer de l'acide arsénieux sur une pulpe enflammée pour la détruire, qu'une sangsue sur la gencive pour la guérir. Tout ce qui précède, d'ailleurs, tend à démontrer cette proposition qui, au premier abord, pourrait sembler paradoxale.

Cruet,   5

§ II. *Caries compliquées d'inflammation chronique de la pulpe.*

Il s'est fait quelque confusion en pathologie dentaire sur ce qu'il faut entendre sous le nom d'inflammation chronique de la pulpe, et si l'on consulte une monographie d'ailleurs excellente, qui traite de la *pulpite aiguë et chronique* (1), on verra que l'auteur qui décrit avec détails les symptômes de la pulpite aiguë passe presque sous silence ceux de la pulpite chronique, ou plutôt confond ces symptômes avec ceux de la périostite alvéolo-dentaire chronique. Ce sont là cependant, nous le verrons bientôt, deux affections absolument différentes. Voici ce que dit l'auteur dans un passage, d'ailleurs assez obscur : « Lorsqu'elle est arrivée à cette période, la suppuration de la pulpe peut se tarir ou passer à l'état chronique ; le plus souvent la suppuration disparaît peu à peu et sans traitement, si la cause qui a produit l'inflammation a cessé d'agir. Quelquefois, au contraire, l'affection passe à l'état chronique ; les principales causes qui y conduisent, sont : la persistance de la cause qui a produit l'inflammation de la pulpe, la mauvaise constitution du malade, enfin, les ébranlements incessants imprimés à la dent *qui entretiennent la périostite.* C'est sous l'influence de cette *périostite suppurée* que peuvent se développer, à la longue, les deux complications les plus graves de la pulpite : la périostite alvéolo-dentaire et l'ostéite du maxillaire avec fistule osseuse. » Dans ce passage, l'inflammation chronique de la pulpe est évi-

(1) Thèse du Dr Maurel, 1873.

demment confondue avec celle du périoste alvéolo-
dentaire ; il n'est même question que de cette dernière
affection, et pour l'auteur, sans doute, l'écoulement
purulent qui se fait par le canal dentaire vient toujours du périoste. Cela est vrai le plus souvent, mais
il n'en est pas toujours ainsi et la distinction, comme
nous le verrons, est très-importante à faire. Quelques
auteurs n'y ont pas manqué.

Tomes, dans sa Chirurgie dentaire, a décrit non-
seulement les symptômes, mais encore les lésions anatomiques de la *pulpite chronique primitive*, et il a fait
un tableau fidèle des uns et des autres. Une carie pénétrante a mis à nu l'organe pulpaire. La partie dénudée,
s'altère peu à peu, sous l'influence de causes diverses,
prend une coloration rouge foncé, s'enflamme et finit
par suppurer ; mais l'altération reste limitée à une
portion de la pulpe seulement. Ces phénomènes se
passent sans réaction violente ; il peut même y avoir
absence complète de douleurs spontanées, parfois des
douleurs irrégulières plus ou moins vives, à caractère
névralgique. Le contact de substances étrangères irritantes, de liquides acides surtout détermine des pa-
roxysmes de douleur aiguë ; mais la cause éloignée,
tout rentre dans le calme. Les choses peuvent demeu-
rer longtemps dans cet état, alors la surface de la pulpe
représente une sorte d'ulcère fongueux, qui suppure
assez abondamment, est très-douloureux au toucher,
et dont l'inflammation peut même passer tout à fait à
l'état aigu.

D'autres fois, le caractère fongueux de la pulpe s'ac-
cuse davantage : l'ulcère se recouvre de *granulations*
qui végètent assez abondamment pour arriver à former
de véritables *tumeurs de la pulpe*, ce que Tomes ap-

pelle *des polypes*. Ces tumeurs se composent exactement des éléments de la pulpe, et on peut les considérer comme de véritables hypertrophies de l'organe. Leur développement peut être assez considérable pour arriver à remplir la cavité de la carie, et déterminer des symptômes particuliers. On comprend, d'ailleurs, que leur présence sera facile à reconnaître. Ce qu'il faut savoir, c'est que ces productions se rattachent étroitement à l'inflammation chronique de l'organe et que leur traitement rentre naturellement dans ce chapitre.

Enfin l'ulcération de la pulpe, au lieu de végéter et de produire une tumeur, peut, au contraire, détruire peu à peu la pulpe tout entière, et c'est ce qui doit se passer le plus souvent, si l'on en juge par le nombre de cas où l'on trouve la pulpe dentaire détruite et les cavités pulpaires vides, sans que le malade ait jamais souffert de sa dent, d'une manière appréciable.

Telles sont les variétés de l'inflammation chronique primitive de la [pulpe, nécessairement liée à la carie pénétrante ; si au point de vue symptomatique, au point de vue des symptômes fonctionnels surtout, cet état inflammatoire peut se confondre avec l'irritation simple, il est un signe qui le fera toujours reconnaître, c'est l'existence d'une suppuration, fournie par la pulpe seule, plus ou moins abondante, mais toujours d'une odeur infecte qui suffira pour la faire reconnaître. Inutile de dire qu'alors il n'y a aucun signe de périostite alvéolo-dentaire.

Mais l'inflammation chronique de la pulpe est-elle toujours primitive et n'existe-t-il que les variétés que nous venons de décrire? Loin de là, et il existe encore une *inflammation chronique secondaire* de cet organe. Il est incontestable que l'inflammation chronique de la pulpe peut succéder à l'inflammation aiguë, sans périostite, et voici, selon nous, comment les choses se passent : l'inflammation aiguë n'a pas complétement détruit le germe qui remplit encore les canaux dentaires et parfois une grande partie de la chambre pulpaire ; la portion mortifiée par l'inflammation s'est éliminée et il en est résulté une surface ulcérée qui continue à suppurer, qui est sensible et même douloureuse. Ce n'est pas là, d'ailleurs, une simple supposition, car il est fréquent de constater un semblable état de la pulpe, sans périostite, et en interrogeant le malade, de reconnaître qu'il a eu à une époque antérieure une véritable crise de pulpite. Bien plus, s'il reste encore la plus grande partie de la pulpe, l'inflammation aiguë peut se développer à nouveau, et c'est ainsi qu'il y a de véritables *pulpites à répétition.* Il est évident que dans l'intervalle de ces crises de pulpite l'organe n'est pas sain, mais à l'état d'inflammation chronique qu'une cause accidentelle peut ramener à l'état aigu. Si au contraire, à la suite d'une pulpite aiguë, la plus grande partie de la pulpe étant détruite, il ne reste que des débris au fond des canaux dentaires, ceux-ci peuvent amener, par leur décomposition, une périostite, ou plutôt une rapide suppuration du périoste, et c'est là sans doute ce que le Dr Maurel comprend sous le nom de pulpite chronique.

Signalons une dernière variété de l'inflammation chronique de la pulpe, pouvant succéder à sa destruction partielle par la cautérisation. Après élimination de l'eschare partielle, la portion restante présente une surface ulcérée qui peut suppurer, si elle n'est pas cautérisée de nouveau ou extirpée.

Il nous semble qu'on peut maintenant se rendre compte de ce qu'il faut entendre par inflammation chronique de la pulpe et que cet état ne doit nullement se confondre avec la périostite chronique que nous étudierons plus tard. On peut dire que ce qui caractérise toutes les formes de l'inflammation chronique, c'est, en somme, la présence d'une suppuration généralement peu abondante, fétide, à odeur phosphatique, l'absence de symptômes fonctionnels bien définis, mais surtout l'absence des symptômes propres à la périostite alvéolo-dentaire.

Nous pouvons désormais aborder, en connaissance de cause, l'étude du traitement des caries compliquées d'inflammation chronique de la pulpe, sans périostite.

Traitement. — Il ne peut venir à la pensée d'aucun chirurgien de pratiquer une obturation immédiate, avec ou sans coiffe, sans traitement préalable, sur une dent cariée dont la pulpe suppure. Quelque peu abondante que soit cette suppuration, elle finirait par remplir le canal dentaire, comprimer la pulpe, refluer par l'orifice de la racine, et finalement déterminer une périostite alvéolodentaire, par rétention des produits accumulés. Mais ici encore se pose la question de savoir s'il faut chercher à conserver la pulpe, ou bien, au contraire, si la meilleure pratique ne consiste pas à détruire d'abord l'organe malade, pour préparer la dent à recevoir un plombage.

Nous avons vu que la pulpe saine a une tendance incontestable à se préserver elle-même, en sécrétant une coque d'ivoire sur ses parties dénudées, absolument, qu'on nous passe la comparaison, comme un colimaçon refait une paroi à sa coquille brisée en un point; nous avons reconnu, sans en recommander l'emploi, l'efficacité possible de la méthode qui consiste à provoquer cette sécrétion, pour ramener la carie à la variété non pénétrante plus propre à supporter l'obturation. Il n'est donc pas étonnant que les partisans de cette méthode aient cherché, lorsque la pulpe était malade, à la guérir d'abord, à la ramener à l'état sain et, ce résultat obtenu, aient agi comme si la pulpe eût été primitivement saine, c'est-à-dire aient mis en pratique les divers procédés que nous avons décrits sous le nom de méthode conservatrice.

Suivant ces idées, le traitement conservateur comprend ici deux phases. Dans la première, les moyens les plus propres à enrayer l'inflammation de la pulpe, à tarir la suppuration, sont mis en œuvre; dans la seconde, qui commence lorsque la pulpe est revenue à l'état normal, on se propose d'exciter le travail physiologique de l'organe pour refaire une *carie non pénétrante*; chose singulière, les substances qui sont les plus propres à obtenir le premier résultat sont aussi les meilleures pour amener le second : c'est ainsi que l'*acide phéniqne*, le tannin, le thymol, sont les topiques indiqués pour remplir ce double but. Les pansements faits avec ces substances demandent le plus grand soin, doivent être faits sans interruption et pendant longtemps. A ces conditions, on pourra parfois espérer la réussite, et on pourra arriver à faire un plombage sur une pulpe conservée. Mais est-il besoin de dire qu'il faut avoir alors affaire à des cas particulièrement favorables? Il faut que l'inflammation n'ait atteint la pulpe que dans une petite étendue, que l'altération ne soit pas trop ancienne, pour que la pulpe puisse ainsi reprendre ses fonctions. Il est à peine besoin de dire que lorsqu'il y aura une tumeur ou, lorsque la masse pulpaire sera déjà en partie détruite par le processus inflammatoire, il n'y aucune espèce de conservation de la pulpe à tenter. Dans les cas favorables, il est toujours possible de réussir dans la première partie de l'opération, c'est-à-dire de faire cesser la suppuration de la pulpe, et de calmer l'état inflammatoire; avec les topiques dont nous avons parlé plus haut, on obtient assez rapidement ce résultat. Mais c'est lorsqu'il s'agit d'obturer, que commencent les incertitudes et les ennuis, et c'est là qu'on voit bien la différence qu'il y a entre le traitement d'une complication de la carie et le traitement d'une carie compliquée. Ici, il est relativement facile de guérir la complication, c'est-à-dire la suppuration de la pulpe, mais lorsqu'il s'agit de traiter la carie, c'est-à-dire de plomber la dent, la difficulté devient considérable. Que l'on attende l'effort de la pulpe finissant par se recouvrir d'une paroi d'ivoire ou qu'on *la coiffe*, suivant les procédés que nous avons étudiés pour la pulpe saine, le résultat sera toujours incertain.

Nous n'insistons donc pas davantage sur la méthode qui tend à conserver une pulpe malade, méthode que nous n'avons pas osé défendre, même lorsque la pulpe est saine. Nous ne sommes, à vrai dire, partisan, dans aucun cas, de la conservation d'un organe qui est le siége d'une inflammation chronique, qui a suppuré, et qui sera toujours prêt à s'altérer de nouveau, quoi qu'on fasse. Il nous faut donc avoir recours à une autre méthode, et nous devons indiquer maintenant ce qu'il convient de faire dans les cas de caries compliquées des différentes formes de l'inflammation chronique de la pulpe.

Comme nous l'avons toujours dit, en définitive, le

but à atteindre c'est la conservation de la dent par l'obturation permanente de la carie. Il n'y a, suivant nous, qu'une méthode rationnelle de rendre cette obturation possible, c'est de détruire radicalement la pulpe malade. L'opération faite, la dent sera exactement dans les conditions où elle se trouve après la destruction chirurgicale du même organe sain ; c'est-à-dire que la dernière partie du traitement de la carie compliquée, l'obturation, se fera absolument de la même manière, et d'après les mêmes règles que nous avons établies dans notre premier chapitre.

Ceci posé, nous n'avons plus qu'à passer en revue les différents moyens de détruire la pulpe, applicables ici, en suivant l'ordre dans lequel nous avons étudié les différentes variétés de l'inflammation chronique de la pulpe.

Lorsque la pulpe, encore entière, remplit la chambre pulpaire, n'offrant qu'une simple surface ulcérée et suppurante, correspondant à la dénudation, le meilleur moyen que l'on ait à employer pour la détruire est incontestablement la cautérisation à l'aide de l'acide arsénieux, surtout s'il s'agit de dents à plusieurs racines. Nous n'avons pas à rappeler l'action de l'acide arsénieux, les qualités de cet agent et les résultats de son emploi ; qu'il nous suffise de dire que la pulpe une fois cautérisée, il faudra en pratiquer l'extirpation, et se conformer pour le plombage aux indications que nous avons données ailleurs : pansements d'attente calmants et antiseptiques, surveillance du périoste ; au bout de quelques jours, obturation de la cavité des racines et de la cavité de la carie : telle est la marche uniforme à suivre. Pour les dents à une seule racine, l'extirpation simple de la pulpe, sans cautérisation préalable, sera souvent préférable et presque toujours possible, si l'organe n'est pas très-douloureux, et surtout si la présence de noyaux de dentine secondaire dans le canal dentaire ne met pas d'obstacle à l'entrée du tire-nerfs. Cette dernière circonstance est toujours une complication grave; il faut alors se résoudre à insensibiliser une partie de la pulpe avec une très-petite quantité d'acide arsénieux, et se faire un passage dans le canal dentaire à l'aide du perforateur. L'extirpation faite, l'obturation pourra suivre immédiatement, ou se faire seulement au bout de quelques jours.

Lorsque l'inflammation chronique de la pulpe a amené la production d'une véritable hypertrophie de cet organe, d'une tumeur remplissant la cavité de la carie, il ne faut pas croire qu'il soit nécessaire de sacrifier la dent. On peut même dire que cette tumeur n'ajoute guère à la complication ; elle n'est pour ainsi dire pas douloureuse. Aussi sera-t-il généralement possible et même facile d'en faire l'excision au niveau du pédicule qui la relie à la pulpe, ou d'en pratiquer l'extirpation à l'aide d'une pince à griffe; l'excision est préférable. Il en résultera parfois une hémorrhagie assez abondante, mais assez vite arrêtée. L'opération ne sera évidemment pas terminée. Ce qui reste de la pulpe devra alors être soit cautérisé à l'acide arsénieux, soit extirpé à l'aide du tire-nerf, et la dent sera ramenée au cas précédent, c'est-à-dire avec sa chambre pulpaire et ses canaux dentaires vides, prêts à recevoir un plombage.

Lorsque la tumeur de la pulpe est peu volumineuse, la cautérisation à l'acide arsénieux, ou simplement à l'aide du cautère actuel ou électrique, pourra être parfaitement suffisante: l'extirpation fera le reste.

Nous n'avons plus à envisager que les cas où l'inflammation chronique a détruit une grande partie de la masse pulpaire, et où il faut pénétrer jusque dans les canaux des racines pour trouver les parties de l'organe dont l'existence suffit à donner lieu à une suppuration d'ailleurs peu abondante. Il sera rarement nécessaire alors de faire usage d'un caustique puissant comme l'acide arsénieux, qui dépasserait souvent le but à atteindre. L'extirpation simple, par les moyens déjà indiqués; parfois, si cela est possible, la cautérisation à l'aide du cautère actuel seront plus utiles. Dans le cas que nous examinons actuellement, il sera évidemment toujours préférable de détruire ce qui reste de la pulpe dans les canaux dentaires, et il n'y a certes aucun intérêt à en tenter la conservation ; mais nous ne croyons pas que par eux-mêmes ces restes soient un obstacle absolu à l'obturation, lorsqu'on a tari la suppuration, car si cette partie de la pulpe qui occupe la chambre pulpaire, même saine, a une grande tendance à se révolter sous un plombage ou dans le cours d'un traitement, il n'en est pas de même du contenu des canaux dentaires, si par un traitement rationnel on a guéri l'inflammation chronique dont il était le siége, et arrêté la suppuration dont il était la source. Sur des dents présentant cette variété de carie compliquée il nous est arrivé, plusieurs fois, de pratiquer l'obturation alors que les canaux dentaires contenaient encore de la pulpe vivante, en protégeant simplement l'entrée du canal dentaire à l'aide d'une petite boulette de coton imprégnée d'acide phénique.

En résumé, on voit que le traitement des caries compliquées d'inflammation chronique de la pulpe ne présentera de difficultés réelles que si l'on cherche à con-

server cet organe ; cela ne veut pas dire que toute dent
dont on aura d'abord détruit la pulpe malade sera
sauvée ; mais qu'il est encore plus difficile de la sauver
avec sa pulpe. C'est ce que nous avons déjà dit, en
parlant des pulpes saines dénudées, c'est ce que nous
ne saurions trop répéter, lorsqu'il s'agit non-seulement
d'une pulpe dénudée, mais d'une pulpe malade.

§ III. — *Caries compliquées de destruction de la pulpe* (*pulpe morte*).

Il semble, au premier abord, que rien ne soit plus
facile que de définir l'état d'une dent dont la pulpe est
détruite, d'une dent morte (dead tooth) à la suite d'une
carie pénétrante. Cependant si l'on consulte les auteurs,
si l'on cherche dans les discussions qui ont lieu chaque
jour au sein des Sociétés dentaires anglaises et américaines sur les cas les plus variés de la chirurgie dentaire, on ne voit pas que cette variété de carie compliquée ait été suffisamment précisée, et surtout nettement
séparée soit des caries compliquées de périostite alvéolo-
dentaire chronique, soit des caries compliquées simplement d'inflammation aiguë ou chronique de la pulpe.
C'est ainsi que lorsqu'on parle d'une dent dont la pulpe
est morte, il est presque toujours question en même
temps de lésion du périoste, de suppuration par le canal.
Il est vrai qu'à pulpe morte correspond souvent périoste
malade, mais il n'en est pas toujours ainsi, et ce que
nous voulons précisément examiner, ce sont les cas de
dents atteintes de caries compliquées de destruction de
la pulpe sans lésion actuelle du périoste ou des parties

voisines. Ainsi comprise, cette variété de carie est une des étapes indispensables pour arriver aux complications périostiques, mais elle n'en est pas nécessairement accompagnée, et par suite, les indications thérapeutiques sont loin d'être aussi complexes.

Il est donc possible de préciser un état de la dent qui est le suivant : la dent, atteinte de carie pénétrante, est, quelle qu'en ait été la cause, privée de sa pulpe, au moins de l'organe vivant et sensible, mais pouvant exister à l'état de débris mortifiés. La destruction de la pulpe est complète, c'est-à-dire qu'elle s'étend jusqu'au sommet de la racine ou des racines jusqu'au foramen, telle qu'on peut l'observer après une extirpation bien faite ou une cautérisation réussie. Mais en même temps qu'on constate cette absence absolue de pulpe vivante, il n'y a ni lésion du périoste, ni suppuration par le canal. Cet état existe-t-il en clinique? Incontestablement, quand cela ne serait, comme nous venons de le dire, qu'après une extirpation ou une cautérisation. Mais on peut encore l'observer dans d'autres circonstances.

Ainsi, il n'est pas rare de voir des malades ayant depuis longtemps une ou plusieurs dents atteintes de carie pénétrante; si sur ces dents on cherche à se rendre compte de l'état de pulpe, ce qui est toujours indispensable, on ne trouve, aussi loin qu'on puisse pénétrer dans les canaux dentaires, aucune trace de sensibilité; la pulpe n'existe plus. Si l'on interroge le malade, il dit n'avoir jamais souffert d'une manière appréciable, n'avoir jamais subi d'opération sur sa dent; celle-ci est d'ailleurs solide dans son alvéole, nullement sensible à la percussion. On ne constate rien du côté du périoste. Qu'est-il arrivé dans ce cas? Évidemment la pulpe s'est détruite spontanémént, sans réaction, par une sorte de désorganisation lente, dont le malade n'a pu se rendre compte. Le périoste qui est indemne pourra le rester longtemps encore si rien ne vient l'irriter du dehors.

Parfois, c'est un processus plus rapide, une inflammation aiguë qui a détruit la pulpe par gangrène, dans sa totalité, après une ou plusieurs crises. Il est rare alors qu'il n'y ait pas eu une congestion plus ou moins violente du périoste, parfois même une périostite aiguë, ayant abouti ou non à la formation d'un abcès sur la gencive. Mais à l'époque ou le malade vient trouver le chirurgien, tout s'est calmé, avec ou sans intervention; la dent n'est plus douloureuse à la percussion; on ne peut constater de la suppuration par le canal dentaire; le périoste n'est plus malade, et la dent est simplement une dent sans pulpe.

L'inflammation chronique à processus ulcéreux dont nous avons parlé plus haut peut également amener, avec le temps, la destruction complète de la pulpe jusqu'au foramen, sans que le périoste soit atteint consécutivement; et c'est là encore une variété de carie compliquée de *pulpe morte*.

Il est évident que nous devons comprendre dans les caries compliquées de *pulpe morte*, les cas dant lesquels on peut encore constater au fond du canal ou des canaux dentaires, bien que la masse de la pulpe soit détruite, un certain degré de sensibilité, indiquant la présence de débris vivants qui n'ont pas perdu leur connexion avec le périoste. C'est là, certes, une condition éminemment favorable pour que cette membrane vienne à s'enflammer, mais le malade peut se présenter à l'observation du chirurgien avant que cette inflammation se soit développée, et l'on peut encore dire que c'est là une *dent morte*, sans complication périostique.

En résumé, si nous nous sommes clairement expliqué, on ne peut nier que dans les différentes circonstances que nous venons d'étudier, il n'y ait un état bien défini de la dent, sorte d'état intermédiaire, il est vrai, car il est d'observation que le périoste d'une dent privée de sa pulpe, d'une dent morte, à la suite d'une carie pénétrante, finira toujours par s'altérer, en l'absence d'une intervention rationnelle, soit par l'effet de la composition des débris de pulpe mortifiés, soit à la suite de la pénétration de liquides irritants à travers la cavité de la carie et des canaux dentaires. Mais cet état intermédiaire peut subsister assez longtemps pour prendre place en clinique, et pour qu'il soit utile par conséquent d'examiner quel est le genre de traitement qu'il conviendra de lui appliquer.

Traitement. Ici l'œuvre du chirurgien est en partie accomplie; il n'a pas à détruire une pulpe qui n'existe plus, à cautériser un cadavre; le premier devoir qu'il ait à remplir, c'est d'enlever, à l'aide d'instruments convenables (tire-nerfs) autant que possible tous les débris de pulpe, plus ou moins altérés qui se trouvent dans la chambre pulpaire et les canaux dentaires, et de nettoyer à fond ces derniers. Faire une obturation immédiate, en se fondant uniquement sur l'absence de sensibilité de la pulpe, sans faire cette opération préalable, serait se ménager une déception certaine, car ce serait, comme on l'a dit, enfermer le loup dans la bergerie. Mais lorsqu'on a ainsi nettoyé la carie et débarrassé les canaux dentaires de leur contenu impur, il semblerait que l'obturation peut se faire sur l'heure et sans danger ; certainement si l'on avait la certitude absolue que le périoste n'a pas subi la moindre atteinte, et ne sécrète aucun produit purulent; mais c'est là ce qu'il est souvent difficile de savoir en pratique. L'inflammation du périoste est parfois si limitée, la suppuration qu'il fournit est si peu abondante, que le malade n'a conscience de rien, que le chirurgien lui-même est dans l'impossibilité d'en affirmer l'existence, mais aussi bien de la nier. Aussi peut-on établir, en règle absolue, qu'il faut pendant quelque temps traiter ces caries compliquées comme si l'on supposait l'existence d'une altération du périoste. Nous verrons bientôt plus en détail le traitement des caries compliquées de périostite alvéolo-dentaire. Qu'il nous suffise de dire ici, qu'après avoir fait une première fois avec soin le nettoyage des racines, on devra pendant quelque temps faire un *traitement antiseptique* (1), essayer par des pansements de plus en plus serrés la tolérance de la dent, et celle-ci obtenue, procéder alors à l'obturation définitive, telle que nous l'avons déjà décrite. Il est une recommandation importante à faire, c'est de procéder avec beaucoup de prudence pour les premiers pansements, *de ne pas brusquer la dent,* car alors on pourrait déterminer les accidents dont on veut prévenir l'apparition c'est-à-dire, les complications du côté du périoste. A ces conditions, on obtiendra un résultat certain, et surtout définitif, c'està-dire la conservation de la dent.

Nous en avons fini avec les caries compliquées d'altérations pulpaires; leur gravité est incontestable;

____

(1) On verra dans le chapitre suivant, ce que nous appelons le traitement antiseptique dans son application au traitement des caries compliquées.

mais nous avons vu qu'elles n'étaient jamais au-dessus des ressources de la thérapeutique. Faisons donc
notre dernier pas, c'est-à-dire abordons les caries compliquées d'altérations périostiques, et voyons si pour
elles nous pourrons arriver aux mêmes conclusions.

DEUXIÈME PARTIE

Caries compliquées d'altérations du périoste alvéolo-dentaire.

CHAPITRE I.

Nous abordons ici un chapitre auquel nombre de praticiens autrefois n'eussent peut-être pas étendu les caries compliquées, telles que nous les avons définies, c'est-à-dire curables avec conservation de l'organe : le chapitre des caries compliquées d'altérations du périoste alvéolo-dentaire. S'il était entendu qu'une dent affectée de périostite aiguë ou chronique, à la suite d'une carie pénétrante, est forcément vouée à l'extraction et que tous les efforts qu'on pourra faire pour la conserver seront vains, le rôle du chirurgien ne se réduirait que trop souvent à arracher des dents ; car le nombre de ces organes, arrivés à cette période de maladie, est relativement considérable dans la pratique. Heureusement, il n'en est pas ainsi et la chirurgie conservatrice n'est pas impuissante à sauver des dents qui pourront-être encore si utiles, même lorsque l'inflammation ayant déjà détruit la pulpe, a envahi la membrane de la racine, c'est-à-dire le dernier lien qui rattache la dent à l'organisme.

Lorsque nous parlons d'altérations du périoste compliquant la carie, nous n'avons en vue que l'inflammation aiguë ou l'inflammation chronique de cette membrane. En dehors des altérations purement inflammatoires, en effet, la pathologie du périoste alvéolodentaire ne comprend guère que les tumeurs et celles-ci forment une classe de maladies à part, n'ayant souvent aucun rapport avec carie, ni par conséquent avec le sujet qui nous occupe.

Si la vitalité de la dent est déjà compromise lorsqu'elle est privée de sa pulpe, combien cette vitalité devient précaire lorsque le périoste atteint lui-même devient le siége d'un processus inflammatoire soit aigu, soit chronique, qui, s'il n'est enrayé, finira par détruire la plus grande partie de cette membrane et compromettre d'une façon définitive l'existence de la dent. Nous voulons montrer cependant qu'à cette période ultime pour ainsi dire de la maladie et de la désorganisation, l'organe peut être encore pour longtemps conservé à la mastication. Il arrive certainement un moment où l'altération périostique, en l'absence d'une intervention rationnelle, persistant sous l'influence des causes qui lui ont donné naissance et qui sont elles-mêmes permanentes, devient la cause de tels désordres qu'il faut sacrifier l'organe; mais ces cas sont devenus de plus en plus rares, et on peut dire qu'il serait difficile aujourd'hui de savoir où s'arrêtera la limite de la chirurgie dentaire conservatrice.

Il n'est pas besoin de dire que lorsqu'une carie est arrivée à ce degré de complication qui résulte d'une inflammation du périoste, il ne saurait plus être question de pulpe saine; car l'inflammation pour arriver au périoste a passé d'abord sur la pulpe, qu'elle a détruit en partie ou même totalement ; d'autrefois c'est à l'extirpation de la pulpe ou à sa cautérisation que succède l'altération du périoste ; la pulpe est toujours sinon détruite, au moins dans un état complet de désorganisation et nous verrons, en étudiant les causes de l'inflammation chronique de la pulpe surtout quel rôle joue cette partie du germe altéré qui persiste souvent au fond du canal dentaire.

Pour ne pas nous départir de la règle que nous avons toujours suivie jusqu'ici, avant d'arriver aux questions si importantes de thérapeutique qui se rattachent aux altérations du périoste dans les caries, il nous faut aussi exactement que possible connaître les conditions dans lesquelles se présentent ces altérations, les causes qui leur ont donné naissance et le degré qu'elles ont atteint. Lorsque nous en serons venus au traitement lui-même il nous faudra exposer les éléments du problème thérapeutique à résoudre et exposer les principes sur lesquels reposent les méthodes diverses de traitement qui ont été mises en pratique.

§ I. — Caries compliquées de périostite alvéolo-dentaire aiguë.

La périostite alvéolo-dentaire aiguë ne nous arrêtera pas longtemps. Le plus souvent en effet elle n'est dans le cours d'une carie compliquée que l'intermédiaire naturelle qui conduit à la périostite chronique que nous étudierons plus loin à tous ses degrés ; d'autres fois un accident passager qui peu disparaître rapidement, mais pour se moutrer bientôt de nouveau, si l'on a laissé persister la cause qui lui a donné naissance. Tous les effets du chirurgien devront donc tendre d'une part à empêcher l'inflammation aiguë de passer à l'état chronique ; d'autre part à supprimer les causes qui pourraient de nouveau la produire, avec des désordres peut-être plus étendus.

Les conditions diverses dans lesquelles on voit se développer la périostite, à la suite d'une carie pénétrante, sont les suivantes ;

Tantôt la périostite succède à des manœuvres opératoires pratiquées sur la pulpe par le chirurgien, telles que l'extirpation et la cautérisation, et nous avons en partie expliqué le mécanisme et la cause de l'inflammation dans ces circonstances. Tantôt le périoste s'enflamme longtemps après qu'une obturation a été faite sur une dent dont la pulpe a été cautérisée et non extirpée ou extirpée incomplétement. L'irritation du périoste dans le premier cas s'explique par le travail d'élimination qui tend à se faire entre la partie morte et les parties vivantes ; dans le second cas, par l'inflammation sous le plombage des débris laissés dans les canaux dentaires, inflammation qui est rapidement transmise au périoste. Dans les deux cas elle peut se produire mécaniquement par rétention des produits purulents qui s'accumulent sous le plombage et finissent par sortir du côté du foramen. En résumé, toutes les fois qu'il reste dans les canaux dentaires, sous un plombage fait sans préparation nécessaire, des débris de pulpe, qui sont encore en connexion avec le périoste, au niveau du foramen, on voit presque inévitablement le périoste s'enflammer.

Nous pourrons dire que la même chose arrive si la

dent n'est pas plombée, si ces cavités sont à ciel ouvert
avec une pulpe désorganisée ; mais ici, à défaut de débris vivants restant dans les canaux dentaires, l'inflammation périostale peut se développer par irritation di-
recte, due à la pénétration de liquides irritants ou im-
purs jusqu'au périoste, ou à la décomposition des produits mortifiés à l'air libre. Pour la plupart des auteurs
américains, dans presque tous les cas que nous venons
d'énumérer, l'inflammation du périoste, quoique due à
la décomposition des produits pulpaires, aurait pour
ainsi dire une cause mécanique : les gaz, produit de
cette décomposition, trouvant obstacle à leur issue du
côté de la bouche, soit dans un plombage, ou s'il n'y
a pas d'obturation, dans une obstruction accidentelle,
de la cavité de la carie, feraient irruption par le foramen au sommet des racines. Cette explication semble
en effet pouvoir être vraie dans certaines circonstances.

Toutes les fois que l'inflammation de la pulpe, que la
pulpite a été suivie de la production d'un abcès ouvert
spontanément ou par la main du chirurgien, il y a eu
nécessairement, en même temps, périostite alvéolo-
dentaire aiguë, l'abcès ouvert, tantôt, elle guérit spontanément, ou passe à l'état chronique, si l'intervention
n'a pas lieu.

Enfin nous ne faisons que mentionner les *accès de
périostite aiguë* se produisant dans le cours d'une périostite chronique, car leur traitement rentre nécessairement dans celui de cette dernière affection. C'est là
aussi ce qu'on pourrait appeler des *périostites alvéolo-
dentaires à répétition.*

Nous n'avons pas à insister sur l'anatomie pathologique,
non plus que sur les symptômes de la périostite alvéolo-
dentaire aiguë. Ils ont été exposés d'une manière com-

plète dans la thèse remarquable de M. le D' Pietkewitz (1).
Nous n'avons à retenir que ce qui nous est indispensable
au point de vue des indications thérapeutiques.

Les lésions de la périostite alvéolo-dentaire aiguë
consistent, au début, en une congestion du périoste
plus on moins étendue, pouvant se limiter autour du
sommet de la racine, pouvant s'étendre à toute la membrane où à une des faces seulement. Cette congestion
se traduit naturellement par l'injection des vaisseaux
capillaires. A un second degré se traduit une proliféra-
tion plus ou moins considérable des éléments cellulaires
de la pulpe, et leur transformation en éléments
embryonnaires. Enfin à un troisième degré se
développe la *suppuration*, et c'est là le phénomène qui
nous intéresse le plus vivement. La suppuration amène
toujours le décollement du périoste de la dent dans une
étendue variable. Parfois le pus trouve une issue du
côté du canal dentaire par le foramen. D'autres fois
trouvant un obstacle de ce côté, il s'insinue entre la
dent et la gencive et vient sortir au niveau du collet.
Enfin fréquemment aussi, il s'accumule avec une grande
rapidité vers le sommet de la racine en dilatant l'alvéole
et se fait jour du côté de la gencive, en formant ce
qu'on a appelé l'*abcès en bouton de chemise*.

On reconnaît toujours facilement la périostite alvéolo-
dentaire aiguë compliquant la carie pénétrante. Lorsqu'elle coïncidera avec la pulpite, masquée d'abord par
celle-ci, elle se manifestera, lorsque la crise sera passée,
par la persistance d'une douleur extrêmement vive, à
la percussion de la dent, son allongement, et le plus
souvent un abcès qui se forme et s'ouvre à la gencive.

(1) De la Périostite alvéolo-dentaire. Thèse 1876.

Traitement. — Nous n'avons point à indiquer les moyens de prévenir le développement de la périostite aiguë dans le cours d'une carie pénétrante, car nous nous plaçons toujours en face de la complication actuelle. Nous pouvons dire cependant que le meilleur moyen de la prévenir c'est de se conformer pour le traitement des complications qui la précèdent et presque toujours l'amènent aux règles que nous avons établies dans les chapitres précédents. Dans ce travail, en effet nous suivons pour ainsi dire pas à pas la série ascendante des complications qui peuvent se| développer lorsqu'une carie pénétrante a mis la pulpe à nu, et à chaque pas la série peut-être enrayée par une intervention rationnelle. Ainsi lorsqu'on a cautérisé la pulpe dentaire dénudée, on préviendra presque sûrement la périostite, si l'on a eu soin d'enlever les débris mortifiés, si l'on a rempli par l'obturation le vide des racines. Ne pas prendre ces précautions indispensables, c'est s'exposer presque à coup sûr à la voir se développer par les causes diverses que nous avons déjà énumérées.

Il y a un triple but à atteindre dans le traitement de la carie compliquée de périostite alvéolo-dentaire aiguë. Il faut d'abord guérir la complication ; supprimer les causes qui lui ont donné naissance ; enfin rendre à la dent ses fonctions par l'obturation définitive.

Lorsque la périostite aiguë est à son début, il est souvent possible d'empêcher la suppuration de se produire en employant immédiatement les antiphlogistiques soit sous forme de sangsues au nombre de 1 ou 2 appliquées à la gencive, dans un point correspondant autant que possible au sommet de la racine de la dent malade, soit sous forme de scarifications sur la gencive, jouant aussi le rôle de révulsif énergique. Le cautère actuel, promené le long de la racine sur la gencive, pourra parfois donner de bons résultats. Nous n'en dirons pas autant du chlorate de potasse, ni des émollients. Les purgatifs à l'intérieur seront indiqués pour amener une sédation générale toujours favorable lorsqu'il se fait une inflammation aiguë, même limitée en un point quelconque. Lorsque la périostite se produit sous un plombage, lorsque surtout elle résulte de la rétention de produits purulents, la première chose à faire pour l'enrayer, c'est d'enlever le plombage et d'ouvrir par la carie une voie facile aux liquides accumulés. Le calme se rétablira presque immédiatement.

Il est inutile de dire que l'emploi des moyens précédents deviendra superflu lorsque la suppuration se sera déjà produite et se manifestera soit par un abcès s'ouvrant à la gencive, soit par un écoulement de pus se faisant par le canal dentaire, ou entre la gencive et la dent au niveau du collet. La suppuration par elle-même, lorsque le pus a trouvé un libre passage, amène un certain calme, et il ne s'agit plus que de ne pas laisser celle-ci continuer à se faire indéfiniment.

C'est à ce moment qu'il faut intervenir pour supprimer les causes susceptibles d'entretenir l'inflammation ou de la faire se reproduire au besoin. Le premier soin à prendre est de débarrasser soigneusement le canal ou les canaux dentaires des débris de pulpe altérés, qu'ils peuvent encore renfermer des substances, étrangères, alimentaires ou autres, et de les nettoyer avec le liquide antiseptique par excellence, la créosote, que nous avons maintes fois indiqué. Cela fait, laisser dans les cavités un pansement antiseptique d'abord très-peu serré, de manière à ce qu'il ne puisse arrêter complétement le pus qui continuera à s'écouler pendant quelques jours. S'il s'est formé une ouverture fistuleuse à la gencive, il ne faudra pas craindre de faire de ce côté des injections dentaires avec de l'eau tiède, pure ou légèrement alcoolisée. Si c'est la gencive qui s'est décollée de la racine pour laisser glisser le pus jusqu'au collet, c'est sous la gencive même qu'on pratiquera l'injection. Il n'y a plus alors qu'à continuer pendant quelque temps les pansements antiseptiques. Bientôt l'inflammation sera tombée, la suppuration tarie, et l'on pourra songer à l'obturation définitive.

Cette dernière partie du traitement, qui certes n'est pas la moins importante, se fera d'après les principes que nous avons déjà posés, et suivant des règles que nous exposerons encore plus longuement lorsque nous parlerons plus loin du traitement des caries compliquées de périostite chronique. C'est pourquoi nous n'y insistons pas en ce moment.

§ II. — *Caries compliquées de périostite alvéolo-dentaire chronique.*

Le plus souvent la périostite alvéolo-dentaire chronique compliquant les caries succède à la périostite aiguë, et nous n'avons pas besoin d'énumérer de nouveau les causes diverses qui peuvent lui donner naissance, et que nous avons étudiées dans le chapitre précédent. Mais parfois aussi la périostite est, pour ainsi dire, chronique d'emblée, et il nous faut indiquer les circonstances dans lesquelles on la voit se développer ainsi. Primitive ou secondaire, il est surtout important de se rendre compte des causes permanentes qui font que la périostite alvéolo-dentaire chronique une fois développée autour de la racine d'une dent, tend à persister, d'une manière indéfinie, en causant des désordres de plus en plus étendus. Pour compléter les connaissances qui nous sont indispensables avant de parler du traitement, il nous faut aussi connaître les variétés cliniques de cette affection si grave, et ses complications même, dans la limite ou elles sont curables avec conservation de la dent ; la nature et l'étendue des lésions qu'elle détermine du côté de la dent et des parties voisines. Pourvu de ces notions que nous nous efforcerons de rendre précises, nous pourrons aborder, en connaissance de cause, l'étendue de diverses méthodes de traitement des caries compliquées d'inflammation chronique du périoste alvéolo-dentaire, et comparer entre elles ces méthodes.

Lorsque la périostite chronique succède à la périostite aiguë, il n'est pas toujours facile de dire exactement quand l'une commence et quand l'autre finit, Lorsque les phénomènes aigus de la périostite, douleur, tension, fluxion se sont calmés ou en partie disparus, que la suppuration s'est établie soit du côté du canal dentaire, soit par une fistule, et dure depuis un temps qui varie de quelques jours à plusieurs années, on dit que la périostite est passée à l'état chronique. Il n'est pas douteux, d'ailleurs, qu'on doive tenir compte, au point de vue du traitement, du temps depuis lequel se produit cette suppuration continue, car presque toujours on pourra calculer sur sa durée l'étendue des désordres qu'elle a causés.

Nous l'avons dit : souvent, l'inflammation chronique se développe d'une manière lente, silencieuse, sans réaction, sans phénomènes aigus pouvant attirer l'attention du malade, qui ne s'aperçoit de quelque chose que lorsqu'une saillie indolente vient se montrer sur la gencive, s'y ouvrir et donner issue à une plus ou moins

grande quantité de pus qui les jours suivants continue
de s'écouler par le trajet fistuleux. Comment se produit
cette périostite et que s'est-il passé dans ce cas? Tantôt
c'est sous un plombage, tantôt toutes les cavités de la
dent étant vides et communiquant librement avec la
cavité buccale, que se produit ainsi l'inflammation
chronique, et elle ne nous paraît pas avoir d'autres
causes que celles de l'inflammation aiguë elle-même,
c'est-à-dire la présence de débris de pulpe altérés, dans
les canaux dentaires, jouant le rôle d'une épine, pour
ainsi dire, dont la pointe s'enfonce dans le périoste au
niveau du foramen ; si l'on ajoute que cette épine est
formée d'un tissu altéré que la putréfaction a envahi,
on ne sera pas étonné que le périoste resté en contact
avec eile s'irrite et s'enflamme. Pourquoi cette inflammation prend elle tantôt le caractère aigu, et tantôt au
contraire dès le début le caractère chronique? Il faut,
nous le croyons, tenir grand compte des prédispositions
individuelles et peut-être d'autres circonstances dont il
ne nous est pas toujours possible de nous faire une idée
exacte.

Quoi qu'il en soit, une fois le périoste envahi par l'inflammation chronique, si le canal dentaire et la cavité
de la carie sont libres, le pus qu'il fournit sort par le
foramen, en glissant le long des filaments pulpaires
jouant le rôle de véritables fils de séton ; l'inflammation
du périoste n'a alors que peu de tendance à s'étendre,
et c'est dans ce cas qu'il est souvent si difficile de savoir,
tant les signes de la périostite sont peu accusés, si l'on
n'a pas affaire simplement à une dent avec *pulpe morte*,
telle que nous l'avons définie précédemment. Si au
contraire il y a un obstacle quelconque du côté des canaux dentaires, si la cavité de la carie est fermée par

un plombage, le pus sécrété s'accumule lentement au-dessous du périoste alvéolo-dentaire qu'il décolle autour du sommet de la racine ; il forme un petit *kyste purulent périostique*, la variété chronique de ce que Tomes et les Anglais appellent *l'abcès alvéolaire*. Cet abcès plus ou moins volumineux distend peu à peu le périoste et l'alvéole qu'il peut finir par rompre en donnant issue au pus, généralement du côté de la gencive. La poche vidée se resserre alors; un calme momentané se produit; la fistule muqueuse qui est résultée de l'ouverture de l'abcès peut se refermer, mais pour se rouvrir bientôt de nouveau, et pour ainsi dire d'une manière périodique, chaque fois qu'une nouvelle quantité de pus se sera reformée et accumulée.

Dans ce qui précède, nous n'avons voulu que nous rendre compte de la manière dont se montre l'inflammation chronique, soit primitive, soit consécutive. Il nous faut envisager maintenant, indépendamment des causes, les différents aspects cliniques que revêt cette affection complexe à la suite des caries pénétrantes, en allant du simple au composé.

Le cas le plus simple est le suivant : un écoulement purulent, dont le point de départ est évidemment le périoste enflammé, se fait par le canal ou les canaux dentaires de la dent; le pus, qui ne rencontre aucune barrière, sort librement par la cavité de la dent cariée en plus ou moins grande abondance, constamment avec une odeur fétide, caractéristique, qui, à elle seule, permet presque toujours de reconnaître l'existence d'une suppuration. Comme le pus s'écoule librement, il n'y a qu'une douleur légère, parfois insignifiante à la percussion de la dent qui n'est point soulevée et est solide encore dans son alvéole. Il n'y a ni abcès, ni fistule du côté de la gencive ou des parties voisines de la dent. Cet état peut persister longtemps sans aggravation notable, si rien ne vient faire obstacle à la sortie du pus.

A un degré plus avancé ou, si l'on veut, dans une autre variété, le pus, au lieu de trouver passage du côté des canaux de la dent, s'est collecté au-dessus de la racine, a formé un véritable *abcès* qui s'est ouvert le plus souvent à la gencive, parfois à la peau. Comme dans le cas précédent, il y a donc un écoulement de pus, mais se faisant cette fois par une ouverture fistuleuse, à trajet plus ou moins direct, plus ou moins long. Il peut même y avoir ainsi plusieurs de ces trajets pour une même dent, aboutissant à la gencive ou à la peau; mais c'est l'exception. Enfin on peut voir concurremment exister un écoulement purulent se faisant par le canal de la racine, mais naturellement en moins grande abondance que s'il avait lieu en même temps du côté de la fistule. Si accidentellement, même lorsqu'il y a fistule ouverte, l'écoulement qui a lieu par le canal vient à être empêché, le pus, que la fistule seule ne suffit pas à évacuer au dehors, s'accumule encore et il en résulte un petit accès de périostite aiguë, terminée par une seconde fistule en un autre point. Dans tous ces cas, la dent est sensible à la percussion, légèrement mobile dans son alvéole, plus rarement d'une mobilité assez accusée, lorsque la suppuration dure depuis longtemps déjà, proportionnée, d'ailleurs, à l'étendue de la lésion périostique.

Il est intéressant de savoir pourquoi l'abcès et la fistule aboutissent tantôt à la gencive ou à un point quelconque de la muqueuse buccale, tantôt à la peau. M. le Dr Magitot a depuis longtemps signalé la raison anatomique de ce fait : on peut observer que le fond des

gouttières du vestibule de la bouche suit approxima-
tivement la ligne qui passerait par le sommet des racines de toutes les dents. Il est rare que le sommet des
racines des dents incisives et canines dépasse ou
atteigne même le fond de la gouttière vestibulaire.
Aussi, les abcès qui se forment autour de la racine de
ces dents s'ouvrent-ils presque toujours sur la gencive,
tantôt dans le vestibule lui-même, tantôt du côté de la
cavité buccale proprement dite. Il n'en est pas de même
pour les molaires dont les racines plongent un peu au-
dessous du cul-de-sac muqueux, qui tend à se relever
en arrière, surtout au niveau de la dent de sagesse. Si
la racine de ces dents devient malade, s'enflamme, le
pus suivant le trajet le plus direct, tendra parfois à se
porter du côté de la peau de la joue et du menton,
où il vient se faire jour.

En résumé, au point de vue clinique, on peut dire
qu'il y a deux grandes variétés de périostite chronique
compliquant les caries : périostite chronique, sans abcès ni fistule ; périostite chronique, avec abcès et fistule.
Ajoutons que ces deux variétés peuvent se succéder sur
une même dent. Ainsi, dans le premier cas, le pus qui
s'écoulait facilement par le canal dentaire peut, retenu
par une cause accidentelle quelconque se collecter assez
rapidement et venir faire issue à la gencive, après
avoir perforé l'alvéole ; nous avons alors la seconde variété. Si l'on intervient alors pour *déboucher* le canal
dentaire, le pus sortira de nouveau de ce côté et la fistule
muqueuse se ferme assez rapidement. On est revenu à
la première variété. Il n'y a pas pour cela guérison.

Lorsqu'une périostite chronique s'est développée sous
un plombage, elle amène inévitablement un abcès qui
s'ouvre soit sur la muqueuse buccale, soit sur la peau ; la

fistule persiste si on laisse en place l'obturation ; si on l'enlève, il n'est pas rare de voir la fistule se fermer rapidement, le pus prenant le chemin du canal dentaire ouvert par le chirurgien.

Il existe, certes, d'autres variétés de la périostite chronique, mais qui résultent alors de complications trop graves pour que nous ayons à en parler. Ainsi, la périostite développée autour du sommet de la racine d'une grosse molaire supérieure dont le sommet pénètre dans le sinus maxillaire peut déterminer la suppuration de cette cavité ou une variété fréquente de *kyste périostique*. Le même kyste peut se développer sur une autre dent, dans un autre point de la bouche, mais il constitue toujours une complication trop grave pour qu'il soit réellement utile, sinon dangereux de tenter la conservation de la dent. On peut en dire autant de la périostite s'accompagnant de nécrose osseuse étendue, ou même de fistules cutanées anciennes, à siége éloigné de la lésion. C'est donc dans les limites des cas relativement simples, les cas les plus fréquents dans la pratique, et d'ailleurs toujours très-graves par euxmêmes, que nous allons maintenant étudier les lésions de la périostite chronique.

Les lésions que déterminent l'inflammation chronique et la suppuration du périoste alvéolo-dentaire portent sur le périoste lui-même, sur les racines de la dent et sur l'alvéole osseuse principalement. Pour ce qui est de la pulpe, nous savons qu'elle est toujours détruite quand la périostite se montre à la suite d'une carie pénétrante, et nous savons aussi comment les débris qui en restent interviennent comme cause déterminante à l'origine de son développement.

On ne peut se rendre compte de l'état du périoste

que sur une dent arrachée. Il semble alors détruit dans une plus ou moins grande étendue ; ses bords décollés ont un aspect frangé formant une sorte de collerette irrégulière autour du sommet de la racine. Souvent il manque, si la lésion est ancienne, sur une plus grande étendue de la racine dénudée, la moitié même de la longueur et sur toute la circonférence ; d'autres fois, au contraire, sur une des faces et sur toute la hauteur ; dans ce dernier cas, c'est surtout lorsque le pus est venu sortir au niveau du collet, glissant entre la dent et l'alvéole. Disons cependant qu'on est quelquefois étonné, au contraire, de rencontrer des lésions très-peu étendues de cette membrane, alors même que la suppuration dure depuis très-longtemps.

Le sommet de la racine de la dent malade est généralement résorbé dans une certaine étendue, et il semble dans certains cas, que la résorption de la racine et la destruction du périoste aient marché de pair ; la racine peut être ainsi au tiers ou même à moitié détruite ; d'autres fois, elle est à peine rugueuse et piquante sur son sommet taillé en bec de flûte. Ces irrégularités sont dues évidemment à la résorption du cément sur place. Il n'est pas rare que le calibre du canal dentaire de la dent ait été agrandi par résorption de sa paroi interne. Disons en passant que pour les dents à plusieurs racines, même à la suite d'une carie pénétrante, une seule de celles-ci peut présenter les lésions de la périostite chronique du sommet, les autres étant saines. Que la racine d'une dent ait été simplement résorbée ou qu'elle soit simplement dépouillée de son périoste, dénudée, on n'en voit jamais se détacher un fragment jouant le rôle d'un séquestre, à la manière d'un fragment de tissu osseux nécrosé.

Cruet.

Les lésions qui se produisent du côté de l'alvéole sont incontestables, quoiqu'on ne puisse pas facilement les constater *de visu*. Si le pus s'écoule par le canal dentaire, les désordres sont nécessairement peu considérables ; il y a tout au plus une résorption partielle de l'alvéole dans les points où le périoste est malade ou détruit ; mais la lésion de l'os, comme celle du périoste et de la racine, reste naturellement limitée. Il n'en est point de même lorsque le pus s'est collecté en abcès ; l'os s'est dérobé, pour ainsi dire, par résorption devant la dilatation du périoste ; mais, à un certain moment, l'alvéole dilatée cède sur un ou plusieurs points pour livrer passage au pus ; la résorption et la perforation de l'alvéole résultent en réalité d'un processus qui n'est autre que celui de l'ostéite raréfiante. Il est rare, heureusement, que la la lame alvéolaire ou plus profondément une autre portion de l'os maxillaire se nécrosent en formant un séquestre qui devra forcément être éliminé tôt ou tard. En tout cas, c'est une complication particulière et qui demande un traitement particulier.

Lorsque le trajet fistuleux vient s'ouvrir sur un point de la muqueuse buccale, le plus communément sur la gencive, il n'offre que peu de gravité au point de vue des lésions qu'il détermine dans les parties molles. Il en est autrement si l'ouverture fistuleuse siége à la peau de la face ; la longueur du trajet est alors plus considérable, sa direction plus complexe et le pus qui le parcourt parfois difficilement indure les tissus sur son passage et, lorsque la fistule existe depuis longtemps, elle constitue par elle-même une lésion grave, même lorsque la source du pus qui l'entretient est tarie ; elle disparaît encore, mais en laissant les tissus durs et rétractés.

Les quelques développements qui précèdent seraient

loin d'être suffisants, si l'on voulait avoir un tableau
complet de la périostite alvéolo-dentaire chronique ;
mais nous n'avons eu pour but que de donner les notions
dont il était difficile de se passser pour que le traitement
des caries que complique une semblable affection pût
être aborbé d'une façon utile et surtout compréhensible.
Il nous faudrait encore, puisque le traitement de cette
périostite doit évidemment avoir pour but de supprimer
les causes qui l'entretiennent, rechercher pourquoi la
périostite chronique marque si peu de tendance à guérir
d'elle-même et pourquoi, en l'absence de l'intervention
chirurgicale, elle n'a, pour ainsi dire, pour terme que
la chute et la perte même de la dent. C'est ce que nous
ferons, mais à l'occasion de l'étude même des différentes
méthodes de traitement dont nous allons maintenant
parler.

Traitement. — On conçoit que la conservation d'une
dent cariée dont la pulpe est détruite, dont le périoste
est enflammé, dont la racine est entamée, contenue
dans une alvéole osseuse qui elle-même est le siége d'ostéite, soit un grave et difficile problème à résoudre, et
il n'est pas étonnant que les chirurgiens aient cru pendant longtemps cette conservation impossible et aient eu
recours à l'extraction pure et simple de l'organe malade. C'est l'extraction que conseille encore Tomes, à
l'article Périostite chronique de sa *Chirurgie dentaire*.

Cependant, dans ces dernières années, la chirurgie
dentaire a fait de tels progrès que le problème a été
résolu d'une manière complète et qu'il est possible aujourd'hui, ce qu'il aurait été impossible de faire autrefois, d'étudier le traitement de caries compliquées des
variétés de périoste alvéolo-dentaire que nous avons
passées en revue.

Quel qu'il soit, le traitement de ces caries compliquées doit nécessairement comprendre l'obturation de la dent, car, comme nous l'avons dit, nous ne pouvons jamais séparer le traitement de la carie elle-même de celui de sa complication, et on ne saurait, d'ailleurs, concevoir sans cela que la dent [pût remplir un rôle utile dans la mastication, ce qui est, en définitive, le but principal qu'on veut atteindre en la conservant.

Dans ces termes, le traitement peut être simplement palliatif ou curatif.

Traitement palliatif. — Il est d'observation qu'une dent cariée, atteinte de périostite chronique suppurante, peut persister des années sans que les désordres semblent prendre une grande extension lorsque l'écoulement du pus se fait d'une manière très-facile, soit par le canal dentaire, soit par une fistule muqueuse gingivale. Mais, on le comprend aussi, il y a toujours danger à laisser largement ouverte une cavité de carie qui donne accès, non-seulement aux liquides qui viennent du périoste de la dent, mais encore aux substances du dehors, qui peuvent accidentellement boucher le canal dentaire ou devenir le siége de phénomènes de décomposition contribuant pour une large part à entretenir l'inflammation du périoste. Sans prétendre guérir radicalement l'écoulement purulent, sans se préoccuper même de la guérison de la périostite, on a pensé que si, tout en plombant la dent, on pouvait en même temps régulariser la sortie du pus, lui fixer son trajet en le mettant, autant que possible, à l'abri de l'obstruction accidentelle, on aurait réalisé un desideratum presque suffisant dans une aussi grave conjoncture. C'est ce qui a suggéré l'idée de la petite opération qui porte en chirurgie dentaire le nom de *drainage*. Il s'agit, d'ail-

leurs, d'un véritable drainage au sens chirurgical ha-
bituel du mot.

Il y a deux manières de pratiquer le drainage d'une
dent qu'on applique suivant les cas ; il y a ce qu'on
pourrait appeler le drainage direct et le drainage indirect.

Le *drainage direct* se fait en creusant sur la couronne de la dent, généralement au niveau du collet, à
travers le tissu de l'ivoire, un pertuis qui va s'ouvrir
dans la chambre pulpaire. La cavité de la carie est
plombée de manière à ce que les canaux de la racine
restent en libre communication avec le pertuis creusé,
ce qu'il est très-facile d'obtenir. L'opération terminée,
la partie profonde du plombage forme ainsi, sur un
point seulement, paroi latérale d'un canal dérivatif qui
va du sommet de la racine au collet de la dent. C'est
par ce canal que s'écoule la matière purulente fournie
par le périoste. La position même de l'orifice de sortie
extérieure s'oppose à la pénétration de petits corps
étrangers pouvant l'obstruer et mettre obstacle à la
sortie du pus.

Le *drainage indirect* se fait à travers la matière du
plombage elle-même, c'est-à-dire que la voie d'écoulement du pus est formée du canal ou des canaux de la
racine et d'un canal compris dans l'épaisseur du plombage et venant s'ouvrir généralement dans le point le
plus déclive. Il y a plusieurs manières de procéder
pour le drainage indirect : tantôt c'est un petit tube en
platine qui est mis en communication avec la chambre
pulpaire, entouré par le plombage qui le fixe en remplissant la cavité de la carie ; tantôt l'extrémité d'une
sonde étant introduite dans le canal dentaire et laissée
en place pendant que la matière plastique de l'obtura-

tion est placée dans la cavité de la carie, il en résulte, lorsqu'on la retire doucement, un canal moulé sur elle par l'obturationét présentant le même calibre. Le pus s'écoule dans les mêmes conditions que précédemment.

Enfin, on peut combiner très-avantageusement le drainage direct et le drainage indirect sur une même dent, ce que nous avons fait souvent avec succès en réalisant ainsi ce qu'on pourrait appeler un *drainage à double courant*. Si un engorgement accidentel vient à se produire dans les canaux, une petite injection d'eau tiède faite par l'un d'eux dégorgera les conduits, et le cours de la suppuration se trouvera très-facilement rétabli.

Quel que soit le procédé employé, il sera presque indispensable de faire avant tout un nettoyage aussi complet que possible de la cavité de la carie et des canaux dentaires et de n'y rien laisser qui puisse être soit une gêne pour la sortie du pus, soit une cause d'irritation pour le périoste.

On voit immédiatement les avantages, mais on prévoit aussi les inconvénients du traitement palliatif, du drainage. Il permet de plomber la dent, il lui rend ses usages pour la mastication, mais il ne guérit pas la périostite, et, tant que celle-ci n'est pas guérie, si soigneusement qu'ait été fait le drainage, si bien qu'on ait ménagé la sortie du pus, on aura bien de la peine à éviter des accidents pour ainsi dire périodiques de rétention, qui forceront, un jour ou l'autre, le chirurgien à enlever la dent ou à tenter le traitement curatif. Il n'en est pas moins vrai que le drainage peut rendre de grands services, surtout comme traitement d'attente, et que le chirurgien est souvent heureux de l'employer lorsque, pour une cause ou pour une autre, le malade ne peut pas ou ne veut pas s'astreindre à subir le traitement curatif, qui est plus compliqué.

Traitement curatif. — Le traitement curatif comprend le traitement par la greffe par restitution et le traitement par la méthode antiseptique.

Traitement par la greffe par restitution.— Cette méthode, que Hunter avait déjà bien décrite, que le professeur Alquié, de Montpellier, a appliquée le premier en France, dont Coleman, en Angleterre, le Dr Rabatz, en Autriche, ont tracé les indications, que M. le Dr Magitot a appliquée avec des succès constants en France depuis plusieurs annéees et plusieurs fois sous nos yeux, consiste à arracher la dent malade, à la plomber en dehors de la bouche et à la réimplanter presque immédiatement, après toutefois que la portion dénudée de la racine a été réséquée.

Telle est, en quelques mots, toute l'opération. Le manuel opératoire est peu compliqué, et nous renvoyons, en ce qui le concerne, aux nombreuses observations qui ont déjà été publiées. Les succès qu'a fournis cette méthode sont indiscutables, presque constants, et, récemment encore, M. le Dr Magitot vient de présenter à l'Institut le résumé de plus de cinquante observations où elle a amené la guérison des périostites chroniques avec carie ou sans carie. Mais cela ne peut nous dispenser de rechercher la cause de la guérison des accidents à la suite de la réimplantation, quelles sont les indications qu'on a voulu remplir par cette opération et d'examiner, en définitive, s'il n'est pas possible d'éviter une opération, toujours grave, devant laquelle reculent un grand nombre de malades.

La réimplantation a été inspirée par cette idée que tous les accidents de la périostite chronique étaient entretenus par l'altération de la racine, qui, dépouillée de son périoste dans une certaine étendue, *nécrosée*, jouait le rôle d'un véritable corps étranger, d'un *séquestre*; de là à penser que ce séquestre enlevé tous les accidents disparaîtraient, il n'y avait qu'un pas, et on a arraché la dent pour couper cette portion de la racine. Il ne semble pas, d'ailleurs, qu'on se soit demandé si l'arrachement de la dent, si la résection de la racine n'agissaient pas autrement pour produire la guérison, qu'en supprimant cette très-minime portion de tissu comparée à un *séquestre*.

Tout d'abord, on ne saurait avec justesse comparer la portion de racine dénudée à un séquestre; si la racine se détruit, c'est par résorption moléculaire, et l'altération qu'elle présente est effet et non cause du travail de suppuration qui se fait autour de la racine. Le sommet d'une racine peut être dépouillé de périoste dans une certaine étendue, mais on ne peut dire qu'il soit mort d'une autre manière que l'ivoire de la couronne qui n'est pas en contact avec le périoste. M. le Dr David, dans sa thèse (1), signale d'ailleurs que certains points de la dent réimplantée, dépouillés de périoste, une face entière même de la racine peuvent rester dans l'alvéole sans contracter d'adhérences et sans entraîner pour cela d'inflammation éliminatrice. Ajoutons enfin que souvent il n'y a pas de véritable dénudation de la racine, mais simplement quelques rugosités qu'on ne peut sentir qu'en promenant le doigt sur la pointe. Nous pouvons citer un fait récent de réimplantation que nous avons pratiquée pour une périostite chronique, mais sans carie, et qui vient à l'appui

(1) De la greffe dentaire. 1876.

de notre opinion. La racine de la dent était complétement dépouillée de périoste dans la moitié de sa hauteur. Nous n'avons réséqué, après extraction, absolument que le sommet de la racine, pas plus de deux millimètres. Il s'agissait d'une seconde incisive latérale supérieure droite, malade depuis plus de deux ans chez une jeune fille ; il y avait fistule persistante sur la gencive en avant de la racine ; des abcès périodiques se formaient ; dans les derniers temps cette jeune fille éprouvait, du côté droit de la face, des douleurs névralgiques intolérables ; la dent était devenue branlante, et elle venait nous trouver pour que nous fissions l'extraction. Nous fîmes la réimplantation comme nous l'avons dit, après avoir bien lavé l'alvéole et la fistule par des injections d'eau pure, passant alternativement de l'une dans l'autre. Au bout de trois semaines, la fistule était complétement refermée, la dent aussi solide dans son alvéole que les voisines ; les douleurs névralgiques avaient complétement cessé. C'était une guérison certes inespérée, car la dent avait été réimplantée avec au moins 4 millimètres de racine privés de périoste.

Pour nous, la cause de la guérison qui succède à la réimplantation après résection du sommet de la racine ne réside donc pas dans le fait de cette résection ; il nous faut, par conséquent, chercher ailleurs les causes qui entretiennent la suppuration dans la périostite chronique une fois établie, et ensuite exposer comment agit la réimplantation pour amener une guérison définitive.

Nous avons vu déjà que la périostite, au début, se développait surtout lorsqu'au fond du canal ou des canaux dentaires persistaient des débris de pulpe altérés, putréfiés, jouant le rôle d'irritant, *d'épine* pour le périoste alvéolo-dentaire. Il est permis de supposer que pendant une certaine période ces restes de la pulpe n'ont pas perdu toute connexion avec le périoste enflammé au niveau du foramen, car on observe souvent que la résorption de la racine amenée par la suppuration se fait obliquement sur un des côtés, en respectant le point où se fait l'ouverture du canal dentaire, et c'est ce qu'on exprime en disant que le sommet de la racine est taillé en bec de flûte. A cette époque donc, la présence de ces débris de pulpe encore en relation avec le périoste suffit pour expliquer la persistance de l'irritation périostale et de la suppuration. A une époque plus éloignée, le sommet de la racine tout entier finit par se résorber et s'éloigne par le fait du fond de l'alvéole et du périoste, et il semble incontestable que toute relation vitale est anéantie entre cette membrane et le contenu du canal dentaire. Quelle est la cause qui, à ce moment, entretient l'inflammation et la suppuration ? Faut-il invoquer uniquement la présence d'une portion plus ou moins dénudée de la racine jouant le rôle de séquestre de corps étranger ? Nous sommes loin de le penser. A cette période, il y a un véritable petit clapier purulent qui ne communique avec l'extérieur que par d'étroits orifices, tantôt par le canal dentaire seul, plus souvent à la fois par le canal dentaire et par une fistule plus ou moins longue et tortueuse dans son trajet. Cette surface purulente est donc en contact avec l'air, mais avec l'air vicié par son passage à travers la cavité de la carie et celle des canaux dentaires, et c'est l'existence de cette communication incessante de la poche avec un air impur, parfois avec des liquides décomposés pénétrant par les cavités de la dent, qui entretient la suppuration, qui donne au pus qui s'écoule incessamment cette odeur infecte caractéristique. Telle est la véritable cause de la persistance de l'inflammation du périoste, causant des désordres de plus en plus étendus, et non le séquestre de la racine ; et, d'ailleurs, si la racine dénudée constitue un séquestre qu'il faut enlever, on pourrait en dire autant du fond de l'alvéole osseuse qui doit être aussi dénudée, et jouer le rôle de corps étranger, qu'il serait nécessaire de supprimer.

Si nous n'admettons plus la racine dénudée comme cause du mal, et sa suppression comme cause de la guérison, comment expliquer les bons résultats de la greffe par restitution ? Il nous semble facile de s'en rendre compte d'une autre manière. Nous ne parlons pas de la *reprise* de la dent, car c'est là un fait acquis, nous ne parlons que de la guérison de la périostite et des accidents qui avaient en définitive nécessité l'opération. Tout d'abord, lorsque la dent est arrachée, l'alvéole est soigneusement lavée, soit avec de l'eau pure, soit avec de l'eau légèrement alcoolisée ou mieux encore avec une solution de chlorate de potasse. Puis le sommet de la racine est coupé ou limé, et *la dent n'est remise en place que plombée.* Les surfaces remises en contact sont donc débarrassées de tout produit irritant, purulent ou infectieux ; l'occlusion de la cavité de la carie et des canaux dentaires supprime définitivement la source d'où venait l'irritation et l'infection ; les meilleures conditions se trouvent donc réunies pour que la guérison se fasse rapidement. La résection du sommet de la racine est surtout intervenue pour rendre plus intime le contact de la racine avec l'alvéole, en permettant d'enfoncer la dent qui reprend plus facilement sa place.

Il ne faudrait pas croire cependant que la guérison soit instantanée. On remarquera que dans toutes les observations qui ont été publiées dans ces derniers temps, la périostite chronique s'accompagnait toujours d'une fistule, le plus souvent gingivale, rarement cutanée. C'est par cette fistule que la suppuration continue à se faire pendant un certain temps ; mais elle est de bonne nature alors, et d'ailleurs par cette fistule on peut faire faire des injections détersives qui sont suivies des meilleurs effets, puisqu'on ne tarde pas à voir la suppuration se tarir et la fistule se fermer. C'est alors la guérison définitive.

Nous ne connaissons pas d'observation suffisamment précise de périostite chronique avec simple écoulement par le canal dentaire, sans fistule aboutissant à la muqueuse ou à la peau, qui ait été traitée et guérie par la greffe autoplastique : cela ne nous étonne nullement, car nous sommes convaincu que dans ce cas on s'exposerait à un insuccès presque certain. En effet, comme nous le disions tout à l'heure, après la réimplantation, la suppuration n'est pas supprimée du coup et elle continue à se faire pendant quelque temps par la fistule préexistante. On comprend sans peine que si la fistule n'existait point, la dent étant plombée, on verrait se produire des accidents de rétention qui compromettraient infailliblement le résultat définitif. Il y a donc toute une classe de caries compliquées de périostite chronique qui ne peut être tributaire du traitement par la *greffe* par restitution. C'est là une déduction purement logique, hâtons-nous de le dire, mais que l'observation pourra peut-être un jour confirmer.

Nous en avons assez dit, pensons-nous, pour démontrer que les accidents de la périostite chronique ne

sont point entretenus par la présence d'une portion de
la racine de la dent dénudée, que d'autre part ce n'est
point la résection de cette portion du sommet de la
racine, qui amène la guérison de ces mêmes accidents;
nous avons essayé de faire voir ailleurs la source du
mal, et dans d'autres indications remplies la cause de
la guérison. Cette double démonstration n'était point
inutile à faire avant d'aborder l'étude d'une autre méthode de traitement curatif des caries compliquées de
périostite alvéolo-dentaire chronique, le traitement par
la méthode antiseptique. Les considérations que nous
avons développées un peu longuement peut-être trouveront en partie leur conformation dans les bons résultats de cette méthode.

Méthode antiseptique. — C'est surtout en Amérique
que la méthode antiseptique a été appliquée à la guérison des caries compliquées de périostites chroniques
et cela depuis un grand nombre d'années déjà. Cette
méthode a pour point de départ cette observation que
nous avons déjà faite maintes fois que la suppuration dans la périostite est entretenue par les rapports
qui existent entre le foyer purulent et les produits altérés contenus dans les canaux dentaires ou simplement avec l'air qui s'est vicié à son passage dans ces
canaux ; que cette double cause entretient non-seulement la suppuration, mais en détermine le caractère de
putréfaction qu'elle affecte au plus haut degré. Si l'on
ajoute que le pus ainsi formé est toujours plus ou moins
gêné dans sa sortie, on conviendra que toutes les conditions se trouvent en effet là réunies, pour que l'état
qui existe ne puisse que s'aggraver.

A cet état il était donc naturel de songer à appliquer un traitement antiseptique , c'est-à-dire rationnel, qui supprimât dans le présent et dans l'avenir les sources vives du mal, et voici comment cette méthode a été mise en œuvre.

Un grand nombre de substances ont été employées comme agents de la méthode antiseptique, l'acide salicylique, la glycérine, et, mais avant tout et par dessus tout, la créosote. Nous ne parlerons donc que de l'emploi de cette substance, la seule dont nous nous soyons toujours servi avec la majorité des chirurgiens. Mais quelle que soit la substance employée, la méthode est la même, et le procédé opératoire ne diffère en rien.

La créosote, substance que l'on désigne aussi souvent mais à tort sous le nom d'acide phénique, peut être considérée au point de vue thérapeutique comme un homologue de ce corps, dont on connaît depuis plusieurs années la grande puissance antiseptique. La créosote est l'un des principes contenus dans le goudron de bois ; c'est un liquide oléagineux, insoluble dans l'eau, soluble dans l'alcool et les éthers ; c'est en outre un caustique puissant dont le simple contact avec les muqueuses détermine très-rapidement une petite eschare blanche très-douloureuse. Dans les cas qui nous occupent, on l'emploie généralement pur; mais il n'y aurait aucun inconvénient, ni peut-être aucun avantage à le mélanger avec une autre substance telle que le tannin, le laudanum, etc.

Avant de faire intervenir la créosote, la cavité de la carie doit être nettoyée avec le plus grand soin ; mais on ne doit point s'en tenir là ; la chambre pulpaire, les canaux dentaires doivent être débarrassés aussi complètement que possible de tout ce qu'ils peuvent contenir, jusqu'au foramen : substances étrangères, débris de pulpe, produits purulents. Cette opération préliminaire se fait avec des fraises, des rugines, le tire-nerfs, avec de fines broches portant une mince couche de coton enroulée. On ne doit pas craindre, pour obtenir le résultat cherché, d'agrandir les cavités, de les modifier, de réséquer la dent, de manière à ce que l'application des pansements, et les manœuvres ultérieures soient non-seulement possibles, mais faciles.

Le moment est venu alors d'employer la créosote. S'il s'agit d'une dent inférieure, on pourra verser dans la cavité de la carie une goutte du liquide qui s'introduira jusqu'au fond des canaux dentaires. Avec un peu de coton sur une broche d'acier enfoncée dans le canal dentaire, on enlèvera le surplus. Pour les dents de la mâchoire supérieure, on se contentera de porter l'acide phénique sur une mèche de coton : le résultat sera le même.

Ce n'est pas tout ; il faudra encore laisser en place un pansement à la créosote ; mais on ne doit pas oublier que l'on se trouve en face d'un écoulemeut purulent se faisant par le canal dentaire, et comme par un premier pansement on ne peut avoir la prétention de tarir du coup la suppuration, il faut bien prendre garde de ne pas déterminer des accidents de rétention. On l'évitera en faisant les premiers pansements peu serrés. La méche créosotée introduite dans le canal dentaire sera très-petite les premiers jours, insuffisante pour boucher complétement la lumière du canal ; de même l'occlusion de la carie faite avec du coton imbibé de teinture de benjoin ou de sandaraque sera aussi lâche que possible.

Il sera rarement nécessaire de continuer les pansements précédents pendant plus de quinze jours ou trois semaines, pour que la suppuration ait complétement cessé. S'il y a fistule muqueuse, il sera utile de faire de ce côté des injections détersives qui faciliteront de ce côté la sortie du pus en dégageant le trajet. Lorsque le pus aura cessé de couler, la fistule se fermera d'elle-même au bout de quelques jours.

Telle est en quelques mots le traitement de la périostite chronique compliquant la carie par la méthode antiseptique.

Mais la moitié de la tâche seulement est remplie; la periostite guérie, la suppuration arrêtée, il faut alors pratiquer l'obturation de la cavité de la carie, opération indispensable pour maintenir les résultats acquis et pour rendre à la dent ses usages. Il sera toujours prudent de faire d'abord une obturation provisoire que l'on remplacera ultérieurement par une obturation définitive.

Nous pratiquons, dans ces cas, un mode d'obturation auquel on pourrait donner le nom d'*obturation antiseptique*. La modification au plombage ordinaire consiste simplement à placer au fond du canal dentaire une mèche de coton créosotée, bien exprimée toutefois, de l'y laisser en place, et de remplir les autres cavités, c'est-à-dire la partie la plus large du canal, la chambre pulpaire et la cavité de la carie avec la substance du plombage, amalgame ou or. Ce procédé, qui nous a été enseigné par un de nos maîtres, nous a presque toujours réussi et nous l'avons même employé dans beaucoup d'autres circonstances, après la cautérisation de la pulpe, après son extirpation simple, et toujours avec des résultats excellents.

Nous sommes convaincu que la méthode antiseptique telle que nous venons de la décrire, appliquée au

traitement de la grande majorité des cas de caries compliquées de périostite chronique suppurante sera presque toujours suivie d'un succès complet. Nombre d'observations, sans compter les nôtres, tendent à le prouver,
et c'est là un fait important, puisque cette méthode permettra d'en éviter une autre beaucoup plus compliquée
la méthode par la greffe par restitution.

OBSERVATIONS.

Nous n'avons pas cru nécessaire de réunir ici un
grand nombre d'observations : ce n'est pas que celles-ci
nous manquent sur presque tous les points que nous
avons successivement étudiés dans ce travail. Mais la
plupart du temps, dans un pareil sujet, ce ne sont pas
des observations qui suffiraient pour porter la conviction dans l'esprit du lecteur; lorsqu'il s'agit, par exemple, de choisir entre les différentes méthodes de traitement de la pulpe dénudée, mais saine, ces observations
ne prouveraient que peu de chose, car toutes les méthodes ont donné isolément de bons résultats; ce qu'il
faudrait présenter, c'est une statistique comparative, et
celle-ci, nous ne sommes pas encore en état de la faire.

Les observations qui suivent et qui ont trait principalement aux caries compliquées de périostite alvéolo-
dentaire chronique, offrent cet intérêt particulier qu'elles

montrent leur guérison possible par un traitement antiseptique, dans un certain nombre de cas où beaucoup
de praticiens n'auraient certes probablement eu recours
qu'à l'extraction, ou d'autres, pour conserver la dent, à
de graves opérations. Si ces observations, d'ailleurs, ne
suffisaient pas pour convaincre, nous pourrions ren-
voyer aux publications anglaises ou américaines qui,
chaque jour, mais peut-être sans la précision nécessaire, en publient d'analogues.

OBSERVATION I. — Carie compliquée de périostite alvéolo-dentaire chronique avec fistule gingivale. — Traitement antiseptique. — Guérison.

M. X..., étudiant en médecine, âgé de 26 ans, a une excellente constitution, est grand, fort. Sa dentition est complète, il
n'a jamais souffert des dents ; ses dents de sagesse inférieures
sont seulement sorties avec quelque difficulté. M. X... s'aperçoit depuis cinq ou six mois que sa première grosse molaire
inférieure du côté droit est cariée et présente sur sa face contiguë antérieure une cavité qui ne fait que s'agrandir et dans
laquelle s'accumulent les débris alimentaires. Comme il s'occupe un peu lui-même d'art dentaire, il n'attend pas que la
dent soit devenue douloureuse pour la faire soigner; il s'adresse
à un dentiste qu'il connaît, au mois de mars 1876.

Après une exploration attentive, la carie ne semble pas pénétrante, mais le fond est très-sensible. Pansement au tannin
pendant une huitaine de jours, puis obturation à la gutta-
percha. Pendant deux mois tout va bien, seulement l'obturation s'effrite peu à peu, et il devient nécessaire de la renouveler ; mais à ce moment, à la fin de mai, la dent est devenue un
peu sensible aux changements de température dans la bouche.
A un nouvel examen, si la carie n'est pas pénétrante, la pulpe
semble n'être plus guère protégée, car la sensibilité est extrême
au moindre attouchement. Cautérisation à l'acide arsénieux,

deux jours de suite. Le troisième jour insensibilité absolue du fond de la carie. Mais on ne fait pas d'exploration des racines, ni d'extirpation de la pulpe qui doit être détruite. Une nou-velle obturation à la gutta-percha est immédiatement appliquée sur la pulpe cautérisée.

Au bout de quinze jours environ, c'est-à-dire vers le milieu du mois de juin, la dent redevient sensible, douloureuse, et finalement se déclare une inflammation violente, à la fois des débris de la pulpe et du périoste alvéolo-dentaire, avec douleurs atroces, fluxions, le tout terminé par un abcès qui s'ouvre à la partie interne sur la gencive, au niveau du sommet des racines de la dent. M. X... enlève lui-même le plombage à la gutta-percha, un peu tard il est vrai, et la dent reste pendant une longue période dans l'état suivant : toujours un peu sensible à la percussion, mais devenant de temps en temps très-douloureuse. Mais, à ce moment, un petit abcès se forme et s'ouvre toujours au même point sur la gencive ; il en résulte à chaque fois une fistule qui s'ouvre et se referme presque périodiquement. Lorsqu'elle est fermée, il semble bien au malade qu'en faisant une succion énergique dans la cavité de la dent cariée, il ramène une petite quantité de pus d'une très-mauvaise odeur.

Ce n'est qu'au mois de mars de cette année que M. X... se détermine enfin à en finir avec sa dent, qu'il n'espérait plus guère conserver. Il vient consulter M. le Dr B... qui, devant nous, examine la dent malade. Large et profonde carie péné-trante, insensibilité complète à l'instrument enfoncé jusqu'au fond des racines ; insensibilité presque complète à la percus-sion de la couronne ; petite fistule sur la gencive à la partie interne, ne donnant qu'une faible quantité de pus. M. le Dr B... ne désespère pas de conserver la dent et de la plomber après avoir fait un traitement antiseptique. Immédiatement, les débris de pulpe contenus dans les canaux dentaires sont enlevés à l'aide de l'*instrument barbelé*. Une goutte de créosote pure est introduite dans les canaux, qui sont ensuite nettoyés à fond à l'aide d'une fine broche d'acier portant une mince couche de coton enroulée. Cela fait, un pansement consistant en une petite mèche de coton imbibée de créosote, portée aussi loin que possible dans chaque canal dentaire, est maintenu par une boulette de coton volumineuse trempée dans la teinture de sandaraque.

Ce premier pansement est renouvelé le lendemain de la même manière; le second pansement reste deux jours en place. Le quatrième jour, nouveau pansement enlevé le huitième jour seulement. La fistule de la gencive a disparu, il ne s'est produit absolument aucun phénomène douloureux ou inflammatoire. Cette fois, le pansement des racines est encore pratiqué comme précédemment, mais la teinture de sandaraque est remplacée par de la gutta-percha, c'est-à-dire par une véritable obturation provisoire. L'excellent état de la dent persiste.

Quinze jours après, le vingt et unième jour après le début du traitement, une aurification remplace la gutta-percha, mais d la manière suivante. Dans le fond des racines est placée une petite mèche de coton créosotée ; par dessus est introduite de la gutta-percha ramollie qui remplit la partie la plus évasée des canaux dentaires et la chambre pulpaire. L'aurification remplit seulement la cavité de la carie.

Nous avons revu la dent aurifiée à la fin de septembre ; plus de six mois après, il n'y a eu aucun accident et elle remplit parfaitement ses fonctions.

Cette observation est intéressante à plusieurs points de vue : elle montre d'abord qu'on ne saurait faire suivre la cautérisation de la pulpe d'une obturation, sans avoir préalablement débarrassé les canaux dentaires des parties mortifiées.

Elle montre, en second lieu, la guérison possible et rapide d'une périostite alvéolo-dentaire avec fistule gingivale, existant depuis plus d'un an, par le traitement antiseptique.

Obs. II. — Carie pénétrante simple. — Coiffage de la pulpe. — Pulpite. — Périostite alvéolo-dentaire avec fistule gingivale. — Guérison.

M. C..., étudiant en médecine, âgé de 19 ans, jouit d'une

bonne santé habituelle, mais a déjà perdu plusieurs dents, et en a plusieurs autres plombées à l'amalgame dont il ne souffre pas d'ailleurs. Il vient nous consulter au mois de mai de cette année pour une carie de la face antérieure contiguë de la première grosse molaire supérieure gauche, dont il s'est aperçu depuis quelque temps, parce que la dent devient sensible lorsqu'elle est en contact avec des liquides froids ou chauds.

L'examen de la dent nous montre que la carie descend de la gencive jusqu'au milieu de la hauteur de la couronne, à peu près, n'occupant en largeur guère que la moitié de la face antérieure de la dent. Elle ne semble pas très-profonde, mais elle est extrêmement sensible au toucher avec la pointe d'une sonde. Ne disposant que de peu de temps ce jour-là, nous renvoyons M. C... à quarante-huit heures pour un examen plus approfondi de sa dent, nous contentant de remplir mollement la cavité d'une boulette de coton trempée dans la teinture de sandaraque; le troisième jour le malade revient, n'ayant pas souffert de sa dent. La boulette de coton enlevée, la sonde explorant la cavité rencontre bientôt, vers le fond de la carie, un point extrêmement sensible. Nous ruginons autour de ce point la cavité, et bientôt, en regardant attentivement, il nous semble apercevoir un petit orifice qui conduit à la pulpe sans doute. La sonde guidée cette fois par la vue, est légèrement introduite dans l'orifice; le malade bondit, ressentant une violente douleur; évidemment la pulpe est à nu sur ce point. Il ne nous en fallait pas davantage pour faire notre diagnostic.

Après quelque hésitation sur le parti à prendre, nous pensons que c'est là un cas favorable pour pratiquer l'opération que nous avons désignée sous le nom de *coiffage de la pulpe*. Cet organe paraît sain, le pertuis qui conduit à sa surface est étroit, les bords qui le limitent semblent solides et faciles à disposer pour bien supporter la coiffe; l'opération décidée, nous la pratiquons immédiatement. Une feuille d'étain de White, repliée en quatre de manière à former un petit carré de 3 millimètres de côté environ, est soigneusement assujettie au fond de la carie, recouvrant l'orifice de pénétration. Cela fait, nous faisons une aurification avec de l'or non adhésif par-dessus la *coiffe*, sans que la pression détermine de douleur, et nous renvoyons M. C... en lui disant qu'il est guéri de sa carie.

Trois jours après l'opération précédente, la dent devient brusquement sensible ; les douleurs augmentent dans la nuit, le lendemain elles sont atroces, accompagnées d'élancements ; la fluxion apparaît et aboutit le soir du troisième jour à la formation d'un abcès volumineux qui s'ouvre spontanément sur la gencive en dehors. Ce n'est que deux jours après l'ouverture de l'abcès, c'est-à-dire huit jours après notre plombage que le malade revient nous trouver. Il est moins souffrant, mais présente encore tous les signes d'une périostite alvéolo-dentaire aiguë, avec fistule siégeant sur la gencive en dehors, mais ouverte à près d'un centimètre en avant du sommet de la dent qu'elle rejoint par un trajet très-oblique. Le pus sort encore assez abondamment par cette ouverture fistuleuse. La dent a changé de couleur, a pris cette pâleur spéciale des dents privées de leur pulpe.

Notre premier soin est d'enlever le plombage et la *coiffe* que nous avions mis quelques jours auparavant, et persuadé que la pulpe est détruite et insensible, nous n'hésitons pas à creuser hardiment le fond de la carie, avec une fraise mue par un tour jusqu'à ce que nous ayons largement ouvert la chambre pulpaire, et rendu parfaitement visible l'orifice des canaux des racines. Les débris de la pulpe gangrenée et d'une odeur infecte sont ensuite enlevés avec le tire-nerf, mais avec difficulté et incomplétement, car nous avions voulu ménager la face triturante de la dent, et l'instrument ne pénètre dans les racines que fortement recourbé. Il nous arrive même de casser la pointe d'un tire-nerfs dans la racine antéro-externe, d'où il nous est impossible de la retirer. Nous l'y laissons. Pansement antiseptique (1) dans les racines, et teinture de sandaraque dans la cavité de la carie. Tout cela le même jour.

Pendant près d'un mois, nous renouvelons le pansement antiseptique, tantôt tous les deux jours, tantôt tous les trois

(1) Nous n'avons pas besoin de donner à chaque fois la description de ce mode de pansement que nous avons suffisamment décrit.

jours. Pendant tout ce mois, la fistule gingivale est persistante parfois même avec des épisodes aigus, pendant lesquels le pus accumulé s'écoule en plus grande abondance. Cela est dû sans doute à la très-grande obliquité du trajet qui s'oppose à une sortie facile et continue. Jusqu'alors, nous n'avions rien fait du côté de la fistule. Nous dilatons alors le trajet avec une fine tige de laminaire, puis, pendant quelques jours, nous faisons des injections avec de l'eau phéniquée au centième. Le résultat est rapide, la suppuration diminue, puis se tarit; la fistule se referme sans que la dent devienne de nouveau douloureuse. Le pansement antiseptique a été maintenu comme précédemment dans les racines. Le traitement a duré en tout un mois et demi. Forcé de nous absenter pendant quelque temps, nous n'osons faire une obturation définitive encore. Après avoir introduit dans les racines des petites mèches de coton imbibées de créosote, nous remplissons les cavités de gutta-percha facile à enlever en cas d'accident.

Deux mois après nous revoyons M. C... La gutta-percha obture parfaitement la cavité, la dent remplit toutes ses fonctions et n'a jamais été douloureuse depuis le plombage. Nous laissons la gutta-percha que M. C... viendra faire remplacer par l'amalgame ou par une aurification lorsqu'elle menacera de disparaître. La dent peut être considérée comme définitivement guérie.

Cette observation nous donne un double enseignement : Nous voyons d'abord que le *coiffage de la pulpe,* pratiqué même dans les meilleures conditions, est souvent suivi d'un résultat funeste. Nous voyons en outre que lorsqu'il y a une périostite chronique avec fistule, surtout avec fistule à long trajet, lorsqu'on a fait le pansement antiseptique des cavités de la dent, c'est-à-dire supprimé les causes de maladies du périoste qui viennent de ce côté, il faut encore se préoccuper de la fistule, c'est-à-dire donner par elle facile issue au pus déjà formé, et qui continue encore à se produire quelque temps, jusqu'à ce qu'il ait complétement disparu.

Obs. III. — Carie compliquée de destruction de la pulpe. — Périostite alvéolo-deutaire avec fistule gingivale. — Guérison.

M. T..., employé, âgé de 25 ans, a une très-mauvaise dentition. Plusieurs dents manquent ; plusieurs autres sont gâtées. Malgré cela, la santé est bonne et la constitution robuste. Il y a près de trois ans, j'étais alors au début de mes études dentaires, je lui plombai trois dents, dont la canine supérieure gauche. Mes souvenirs ni ceux de M. T... ne sont plus assez précis pour que je puisse savoir exactement dans quelle condition je lui plombai cette dernière dent.

Quoi qu'il en soit, je revois M. T... au mois d'octobre dernier. Sur les trois plombages à l'amalgame que je lui fis vers le mois de février 1876, deux sont encore en place, l'un sur la première petite molaire inférieure gauche, l'autre sur la première grosse molaire du côté droit. Mais le troisième plombage, celui de la canine supérieure gauche est tombé depuis un mois environ. M. T... dit n'avoir jamais souffert de sa dent, n'en souffre pas encore et demande seulement qu'on remplace le plombage tombé par un nouveau.

L'examen de la dent montre qu'il s'agit d'une vaste carie ayant détruit plus du tiers de la couronne et réduisant le reste à une véritable coque. L'organe n'est nullement sensible à la percussion. L'exploration de la racine dénote également une insensibilité complète de la pulpe, qui, pour mieux dire, n'existe plus ; le canal dentaire est vide ou presque vide, ne renfermant que quelques débris informes de pulpe ramollie, macérée, d'une odeur repoussante. Le malade ne s'est point aperçu d'ailleurs qu'il se soit jamais écoulé de produits purulents par la cavité de la carie.

Nous ne pouvions songer à refaire immédiatement un plombage sans préparation aucune des cavités, sans traitement préalable. Nous eûmes recours à notre pratique habituelle, nettoyage à fond de la cavité de la carie et du canal dentaire; celui-ci est soigneusement *lavé* avec une mèche de coton imbibé de créosote. Comme le périoste ne nous semble pas malade, nous faisons ensuite le pansement antiseptique, mais très-serré, de manière à pouvoir faire l'obturation quelques jours après, s'il n'y a pas eu d'accident. Toutefois, nous recommandons à M. T... d'enlever lui-même le pansement, si la moindre douleur vient à se montrer du côté de la dent.

Malheureusement le malade ne suit pas notre conseil. Il ne revient nous trouver que six jours après le pansement précédent. Mais, dans l'intervalle, il y a eu périostite alvéolo-dentaire aigue, abcès volumineux qui s'est ouvert sur la gencive en dehors, en laissant un orifice fistuleux qui donne toujours une certaine quantité de pus. Au début, la douleur n'avait pas été extrèmement vive, de sorte que M. T... ne songea à enlever le pansement de sa dent que lorsqu'il était déjà trop tard pour arrèter le développement de la périostite.

Ce même jour 10 octobre, nous enlevons le pansement pour le renouveler, mais d'une manière très-lâche. Nous faisons une injection d'eau pure par la fistule et nous renvoyons le malade à deux jours.

Le samedi 12 octobre, la dent est moins douloureuse à la percussion, mais le malade a enlevé notre pansement la veille, ayant cru ressentir quelques élancements, la fistule donne du pus, mais en petite quantité; nouveau pansement peu serré, lavage du trajet fistuleux.

Le lundi 15, nous retrouvons le pansement en place. Mais peu de changement du côté de la dent.

A partir de cette époque, tantôt tous les deux jours, tantôt tous les trois jours, jusque vers la fin d'octobre, nous faisons le même pansement. L'état de la dent va en s'améliorant, l'écoulement purulent diminue par la fistule. Elle est fermée le 24 octobre. Ce jour-là nous faisons une véritable obturation provisoire avec une boulette de coton trempée dans la teinture de sandaraque et fortement serrée dans la cavité.

Le 28 octobre, nous faisons une obturation à la gutta-percha, la seule substance qui convienne à l'immense cavité de la carie.

M. T... nous écrit à la date du 15 décembre dernier que sa dent est en très-bon état et remplit ses fonctions.

Cette observation nous enseigne avec quelle prudence il faut agir tout d'abord lorsqu'on se trouve en face d'une dent sans pulpe à l'air libre, et combien il est souvent difficile de savoir si le périoste ne donne pas une petite quantité de pus. C'est ce qui avait lieu probablement ici, et, pour ne l'avoir pas cru, nous avons, par un pansement des racines et de la carie trop serré, déterminé une périostite par rétention. Cette périostite a persisté pendant près d'un mois. Mais, en définitive, le traitement antiseptique a amené la guérison de tous les accidents.

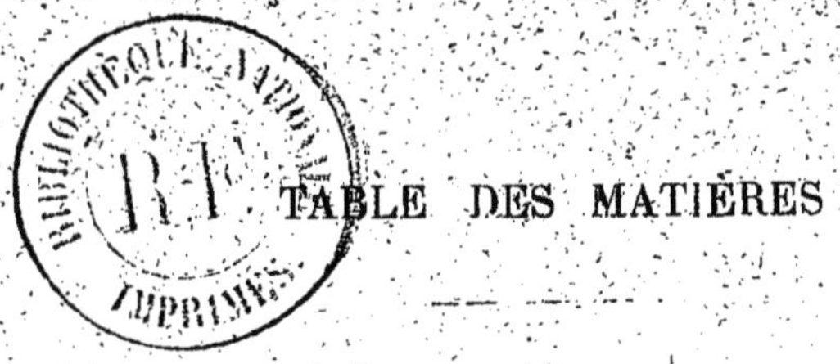

TABLE DES MATIÈRES

A. PARENT, imprimeur de la Faculté de Médecine, rue Mr-le-Prince, 31.

BON (H.). Le dentiste de soi-même ou l'art dentaire expliqué et commenté au point de vue de la nouvelle école. Bruxelles, 1872, in-8, 62 pages,
2 fr. 50

DAVID (Th.) Étude sur la greffe dentaire. Paris, 1877, in-8 de 79 pages.
2 fr.

GEORGE (J.-B.). Anesthésie locale dans l'art dentaire. Paris, 1857, in-8 de 31 p.
1 fr. 50

HARRIS, (Chapin A.) président du collége des dentistes de Baltimore et AUSTEN (Ph.-H.) Professeur au collége des dentistes de Baltimore : Traité théorique et pratique de l'art du dentiste, comprenant l'anatomie, la physiologie, la pathologie, la thérapeutique, la chirurgie et la prothèse dentaires; traduit de l'anglais sur la 10e édition, annoté et augmenté par le docteur ANDRIEU (E.) Chirurgien-dentiste des hôpitaux de Paris. Ouvrage complet, 1 vol. gr. in-8, de 976 pages, avec 464 figures. Cartonné.
17 fr.

LAMBERT (E.). Morphologie du système dentaire des races humaines, dans ses rapports avec l'origine des races et la théorie darwinienne Paris, 1877. in-8 de 55 p.
2 fr.

LEGROS (Ch.) et MAGITOT (E.). Contributions à l'étude du développement des dents, Origine et formation du follicule chez les mammifères. Paris, 1873, gr. in-8, 60 pages, avec 6]planches coloriées. 1 fr. 50

MAGITOT (Emile). Mémoire sur les lésions anatomiques de l'émail et de l'ivoire dans la carie dentaire. Paris, 1866, in-8 de 25 pages avec figures.
1 fr. 50

— Traité de la carie dentaire. Recherches expérimentales et thérapeutiques. Paris, 1867, 1 vol. in-8, 228 pages, avec 2 planches, 19 figures et une carte.
5 fr.

— Mémoire sur les tumeurs du périoste dentaire, et l'ostéo-périostite alvéolo-dentaire, 2e *édition* Paris, 1873, in-8, 100 pages avec 1 pl. 3 fr.

— Recherches ethnologiques et statistiques sur les altérations du système dentaire. Paris, 1867, in-8 de 32 p. avec une carte et fig.
2 fr.

MAUREL (E.) Des fractures des dents. Paris, 1875, in-8 de 52 pages avec figures.
2 fr.

— Des luxations dentaires, du traitement de la carie dentaire. Paris, 1877, in-8 de 85 pages.
2 fr.

OUDET (J.-E). Accroissement continu des dents chez les lapins. Paris, 1823, in-8 de 18 pages.
1 fr.

— Odontogénie. L'ivoire est-il le produit d'une sécrétion, d'une transsudation à la surface du bulbe dentaire? Ou est-il le résultat d'une transformation et d'une véritable ossification de ce bulbe? Paris, 1855. in-8 de 19 pages.
1 fr.

— Recherches anatomiques, physiologiques et microscopiques sur les dents et sur leurs maladies, comprenant : 1° Mémoire sur l'altération des dents désignée sous le nom de carie; 2° sur l'odontogénie; 3° sur les dents à couronne; 4° de l'accroissement continu des incisives chez les rongeurs et de leur reproduction, considérées sous le rapport de leur application à l'étude de l'anatomie comparative des dents. Paris, 1862, in-8, avec une planche.
4 fr.

RIPAULT. Tableau indicatif des maladies qui peuvent motiver l'ablation en totalité de l'os maxillaire supérieur. Paris, 1847, in-8 de 35 pages (1 fr. 25).
50 cent.

VERGNE (A.). Du tartre dentaire et de ses concrétions. Paris, 1869, grand in 8, 52 p., avec une planche.
2 fr.

Paris. A. Parent, imprimeur de la Faculté de Médecine, rue M^r-le-Prince, 31